Georg Gappmayer | Belinda Geier |
Nadine Kern | Kathrin Kohlruss

ZEPS:

« **Z**UGEHÖRIGKEIT **E**RLEBEN * **P**ERSPEKTIVEN **S**CHAFFEN »

Ein ergotherapeutisches
Interventionskonzept
zur Förderung sozialer Partizipation

Mit Erwerb dieser Publikation erhalten Sie die Fotokarten und die Präsentationsvorlage zum Download. Die Dateien stellen wir Ihnen in unserem Online-Shop **www.skv.shop.de** zur Verfügung.
Wenn Sie Ihre Bestellung über unseren Online-Shop getätigt haben, finden Sie die Download-Dateien in Ihrem **persönlichen Kundenkonto** unter **„Meine Downloads"**. Erfolgte Ihre Bestellung nicht über unseren Shop, fordern Sie bitte über **info@schulz-kirchner.de** Zugangsdaten an – geben Sie dabei bitte Ihren Namen, Ihre Anschrift und den **Code „ZEPS"** an.

Georg Gappmayer | Belinda Geier |
Nadine Kern | Kathrin Kohlruss

ZEPS:
« **Z**ugehörigkeit **e**rleben * **P**erspektiven **s**chaffen »

Ein ergotherapeutisches Interventionskonzept zur Förderung sozialer Partizipation

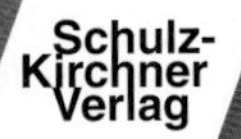

Bibliografische Information der Deutschen Nationalbibliothek

Die Deutsche Nationalbibliothek verzeichnet diese Publikation in der Deutschen Nationalbibliografie; detaillierte bibliografische Daten sind im Internet über http://dnb.d-nb.de abrufbar.

1. Auflage 2021
ISBN 978-3-8248-1291-2
eISBN 978-3-8248-9929-6

Mollweg 2, D-65510 Idstein
Vertretungsberechtigte Geschäftsführer:
Dr. Ullrich Schulz-Kirchner, Martina Schulz-Kirchner
Titelfoto: Kathrin Kohlruss
Logodesign: Christian Murzek
Fachlektorat: Thomas Leidag
Lektorat: Doris Zimmermann
Layout: Susanne Koch
Druck und Bindung:
Druckerei Hachenburg · PMS GmbH, Saynstr. 18, 57627 Hachenburg
Printed in Germany

Inhalt

Vorwort

Ich arbeite in Heerbrugg im Schweizer Kanton St. Gallen in einem Ambulatorium für Sozialpsychiatrie. Meine Funktion dort ist die Bereichsleitung des ambulanten alterspsychiatrischen Dienstes. In unserem Ambulatorium gibt es auch eine niederschwellige Tagesklinik, die die soziale Integration von Patient*innen zum Ziel hat, die durch ihre Erkrankung sonst kaum Sozialkontakte haben und in ihrem Interaktionsverhalten eingeschränkt sind. Diese niederschwellige Tagesklinik hat sich ausgehend von der Beobachtung entwickelt, dass das Angebot einer großen Tagesklinik, wie sie bei uns auch geführt wird, mit der Verpflichtung zu täglicher Anwesenheit für einige überfordernd ist. Die niederschwellige Tagesklinik hingegen erfordert von den Teilnehmer*innen, dass sie nur an zwei Halbtagen erscheinen. Ausgehend von diesem Wissen der notwendigen Anpassung an die individuellen Bedürfnisse und Kommunikationsmöglichkeiten habe ich das vorliegende Buch aus den Blickwinkeln meiner beruflichen Erfahrungen gelesen: als Psychiaterin und als Ergotherapeutin.

In diesem Buch wird ein Konzept vorgestellt, das eindrücklich vor Augen führt, wie Menschen, die durch psychische Krankheiten an den Rand von Arbeitswelt, Gesellschaft und generell tragfähigen Beziehungen geraten sind, dabei unterstützt werden können, wieder vermehrt sozial eingebunden zu sein. Der krankheitsbedingte Verlust von Beruf, von selbstständig generiertem Einkommen, von Freund*innen und Kolleg*innen sowie die damit verbundene mangelnde Autonomie und Anerkennung führen oft zu schwer zu durchbrechenden Selbstzweifeln und Selbstabwertungen der Patient*innen. Stark verunsichert und ohnehin an ihren Fähigkeiten zweifelnd, absolvieren psychisch Kranke oft auch therapeutische Einsatzprogramme, die zumeist eine rein funktionelle Wiedereingliederung im Fokus haben. Es zählt dabei das Wiedererlangen von Arbeitsfähigkeit, Ausdauer und Belastbarkeit. Patient*innen, die in solchen Programmen nicht zumindest eine Teilarbeitsfähigkeit erreichen, haben nicht selten den Eindruck, einmal mehr ihr persönliches Scheitern vor Augen geführt zu bekommen. Ein Patient sagte unlängst entmutigt zu mir: „Da schaut keiner, wer und wie du bist, da geht's nicht mehr um dich als Mensch. Bei meinen Freunden kann ich mich auch nicht mehr blicken lassen, die verstehen das sowieso nicht; und meine Familie will ständig, dass ich mich endlich einmal zusammenreiße. Ich fühle mich völlig wertlos, niemand braucht mich mehr, abgesehen von meinem Hund."

Scham der Betroffenen, fehlende Anerkennung und der daraus resultierende soziale Rückzug führen oft zu einer Chronifizierung psychischer Erkrankungen. Abgesehen vom Leid der psychisch Kranken, ergeben sich in der Folge weitere Betreuungskosten, da auf diese Weise auch die Selbstständigkeit in der Alltagsbewältigung abnehmen kann.

Im ZEPS-Konzept wird dem Umstand Rechnung getragen, dass es zunächst einmal eine soziale Reintegration benötigt, um überhaupt eine Ausgangsbasis für weitere funktionale Integration zu schaffen. Gemeint ist damit aber auch, Menschen unterstützende soziale Beziehungen zu ermöglichen, die nicht mehr in der Lage sind, zu arbeiten. Im ZEPS-Konzept wird deutlich, wie innerhalb einer struktur- und haltgebenden Atmosphäre das Erleben von unterstützenden sozialen Beziehungen für die Betroffenen erfahrbar wird. Dem Bedürfnis der Patient*innen nach Sicherheit und Anerkennung wird Rechnung getragen und druckfrei Interaktionsbeteiligung angeboten. Die Patient*innen können selbst entscheiden, wie weit sie sich aktiv einbringen und wie lange sie überhaupt in Kontakt bleiben können.

Soziale Isolierung kann durchbrochen werden durch die Möglichkeit, unabhängig von Leistung oder Sozialkompetenz respektvoll angenommen zu werden und wieder Teil einer Gemeinschaft zu sein. Die Teilhabe in einem wohlwollenden, fördernden Umfeld vermittelt wiederum tragende Erfahrungen von Akzeptanz und Angenommensein. Ohne den Druck von Erwartungshaltungen können auch Versagensängste der Patient*innen reduziert werden und es können sich Chancen auf ein größeres Kommunikations- und Handlungspotenzial bieten. All das liefert ZEPS.

Ein Konzept wie das ZEPS gibt den Menschen zwar nicht einen Job, aber Selbstachtung und Würde zurück. Die so gewonnene Selbstakzeptanz ist die Basis, um wieder tragende Beziehungen einzugehen. Kleine Schritte führen zu greifbaren und erreichbaren Zielen. Es ist eine Reise zu verschütteten Fähigkeiten, auf der das Vorankommen genauso geschätzt wird wie die erforderlichen Ruhepausen, um Kraft zu tanken für Neues. Das ZEPS ermöglicht ein achtsames Gewahrwerden auch der kleinen Unterschiede in der Kommunikation, das zum Erleben von Selbstwirksamkeit und im Endeffekt zu Partizipation führt.

Dr. med. Maria Jehle-Danzinger
Fachärztin für Psychiatrie und Psychotherapie
Ergotherapeutin
Feldkirch, 27.02.2021

1 ZEPS in aller Kürze

Die ergotherapeutische Arbeit hat sich in den letzten Jahrzehnten stark verändert. Nicht mehr nur das „Reparieren" des Menschen durch Funktionstraining, sondern Alltagsaktivitäten und das Leben in der Gesellschaft stehen immer mehr im Zentrum unseres Tätigkeitsfeldes. Das in diesem Buch beschriebene Interventionskonzept greift diese Entwicklung auf.

Dieses Konzept ist in der praktischen Arbeit mit Menschen gereift, die wenig soziale Aktivitäten haben, von Einsamkeit betroffen sind oder aufgrund ihrer psychischen oder physischen Verfassung nicht in der Lage sind, in dem Ausmaß an der Gesellschaft teilzuhaben, wie sie es gerne würden. Dabei handelt es sich um Menschen, deren soziale Partizipation – also ihre Teilhabe am gesellschaftlichen Alltagsleben – eingeschränkt ist. Diese Einschränkung erleben viele Menschen, die ihren Alltag mit Erkrankungen oder Behinderungen bewältigen. Um dieser Einschränkung entgegenzuwirken, besteht das Ziel des ZEPS-Interventionskonzepts nicht darin, die Anzahl von sozialen Aktivitäten einer Person zu erhöhen – das wäre sehr herausfordernd, wenn nicht sogar überfordernd für viele Klient*innen, sondern ZEPS setzt vielmehr auf ganz basaler Ebene an, um soziale Partizipation zu ermöglichen.

Gesundheit und soziale Partizipation sind eng miteinander verzahnt (Law, 2002; Webber & Fendt-Newlin, 2017). Soziale Partizipation bedeutet, dass eine Person in Aktivitäten involviert ist, die Interaktionen mit anderen ermöglichen (Levasseur et al., 2010). Immer mehr Menschen erleben eine Einschränkung in ihrer sozialen Partizipation, sei es durch psychische Erkrankungen (Lieb et al., 2008) oder durch die steigende Anzahl von Menschen, die von Einsamkeit betroffen sind (Spitzer, 2018). Im ergotherapeutischen Alltag trifft man in allen Fachbereichen auf Menschen, deren soziale Teilhabe für sie nicht zufriedenstellend ist. Deshalb richtet sich das ZEPS auch an alle Ergotherapeut*innen – wohlwissend, dass der Schwerpunkt der Anwendung des ZEPS in der Arbeit mit psychisch erkrankten Menschen liegt. ZEPS bezieht sich insbesondere auf das Recovery-Konzept von Michaela Amering und Margit Schmolke (2012), den Remotivation Process von Gloria de las Heras et al. (2003, 2019), die klientenzentrierte Gesprächstherapie nach Carl Rogers (2005), die Level sozialer Involviertheit von Melanie Levasseur et al. (2010) sowie die Bedeutung von Zugehörigkeit für Betätigungen und Rollen (Hammell, 2014; Schoenaker, 2011; Wilcock, 1998).

Von ZEPS kann zum Beispiel *Herr Yilmaz*[1] profitieren. Herr Yilmaz wirkt im direkten Kontakt mit Menschen sehr unsicher. Er traut sich manchmal kaum, den Gruppenraum zu betreten. In der Ergotherapie führt er nur kürzere Aktivitäten durch, wie zum Beispiel ein Mandala ausmalen oder Schrauben sortieren. Wenn er etwas von der Ergotherapeutin braucht, bringt er dies meist durch Gesten, aber kaum sprachlich zum Ausdruck. Andere Klient*innen in der Gruppe schaut er selten an. Herr Yilmaz ist 32 Jahre, an einer Schizophrenie erkrankt und lebt mit seinen Eltern sowie seinen beiden ebenfalls erwachsenen Brüdern gemeinsam in einer Wohnung. Ursprünglich kommt die Familie aus der Türkei. Deutsch ist nicht die Erstsprache für Herrn Yilmaz. Die Hauptschule hat er vor einigen Jahren nicht abschließen können und auch in beruflicher Hinsicht hat er nicht Fuß fassen können. Aufgrund seiner paranoiden Schizophrenie bekam er nach einigen Aufenthalten in der Psychiatrie eine Invaliditätspension zugesprochen. Im psychiatrischen Tageszentrum fällt auf, dass er nicht nur wenig spricht, sondern es ihm auch schwerfällt, pünktlich zu sein. Manchmal kommt er auch gar nicht zur vereinbarten Einheit. Auf die Frage, was er in der letzten Zeit so gemacht habe, antwortet er, dass er ab und zu mit seinen Brüdern im Park Fußball gespielt habe, aber das sei jetzt auch schon länger her.

Herr Wagner hingegen hat viel zu sagen. Jeden eigenen Gedanken möchte er den anderen mitteilen. Dafür unterbricht er andere im Gespräch, ganz gleich, um welches Thema es dabei gegangen ist. In einer Unterhaltung springt er von einem Thema zum nächsten. Das zeigt sich auch, wenn er über seine Lieblingsthemen Musik und Filme spricht. Beim Zuhören versteht man oft nicht, was er einem eigentlich sagen will. Seine Art zu kommunizieren, irritiert andere. Er ist 19 Jahre alt und lebt zu Hause bei seinen Eltern und seinen beiden Schwestern. Diese Beziehungen sind stabil, alle kennen sich schon lange und wissen, wie sie miteinander auskommen können. Mit 15 Jahren hat Herr Wagner den Sonderschulabschluss geschafft. Er hat dann in einer Produktionsschule begonnen, um eine Lehrstelle zu finden. Doch bald darauf entwickelte er eine Psychose und erlebte mit 16 Jahren seine erste Aufnahme in die Kinder- und Jugendpsychiatrie. Danach ging es sozial für ihn bergab. Freunde, Mitschüler*innen aber auch Lehrer*innen wendeten sich von ihm ab, bis er dann außer der Familie und den Therapeut*innen in der Tagesklinik keine weiteren sozialen Kontakte mehr hatte.

Frau Fischer ist mit ihrem Alltag nur bedingt zufrieden. Sie ist jetzt seit drei Wochen aufgrund ihres depressiven Zustands in der Subakutstation statio-

1 Alle Namen wurden geändert.

när aufgenommen. Dabei nimmt sie zwar an Therapien teil, hat aber wenig Hoffnung, dass sich durch den Krankenhausaufenthalt etwas in ihrem Leben ändern wird. Den Vorschlag des multiprofessionellen Teams, eine weiterführende Therapie im Rahmen eines Tageszentrums zu machen, lehnt sie ab. Es bringe ja doch nichts, meint sie. Sie ist 50 Jahre alt und lebt gemeinsam mit ihrem Mann in einer Kleingartensiedlung am Stadtrand. Zu Hause weiß sie nicht, was sie mit ihrer Zeit anfangen soll. Früher war das anders. Da hat sie in einem Blumenladen als Verkäuferin gearbeitet. Aber jetzt ist sie seit fünf Jahren arbeitslos. Früher wäre überhaupt mehr los gewesen, sagt sie. Da sei sie auch einmal pro Woche zum Stammtisch des Kleingartenvereins ins Wirtshaus ums Eck gegangen. Mittlerweile lebe sie jedoch sehr ruhig und zurückgezogen. Heute, sagt sie, habe ihr Tag einfach keine Fixpunkte mehr. Zwar könne sie sich jetzt theoretisch immer um sich selbst kümmern, einem Hobby nachgehen oder sich erholen. Sie sei jedoch nur selten in der Lage, sich dazu aufzuraffen. Seit einem Jahr ist Frau Fischer sehr ängstlich, wenn sie allein aus dem Haus geht. Den Großteil des Tages verbringt sie deshalb im Haus vor dem Fernseher. Ihr Mann und sie haben einen Hund. Frau Fischer sagt, dass sie sich schon gerne um ihn kümmern und mit ihm regelmäßig Gassigehen möchte, aber auch das schaffe sie nicht. Ihr Mann habe das jetzt übernommen. Dieser sei insgesamt sehr fürsorglich, koche und erledige die Alltagsaktivitäten für sie beide. Seit Frau Fischer krank ist, schafft sie das einfach nicht mehr.

Diese drei Klient*innen aus der therapeutischen Praxis haben wie viele andere vom ZEPS-Konzept profitiert, wie wir in den späteren Kapiteln noch sehen werden.
Ziel des Buchs ist, dass der/die Therapeut*in das ZEPS-Interventionskonzept (**Z**ugehörigkeit **e**rleben, **P**erspektiven **s**chaffen) in der eigenen ergotherapeutischen Praxis anwenden kann. Das ZEPS ist ein innovatives, praxiserprobtes ergotherapeutisches Konzept für Menschen, die eine Einschränkung in ihrer sozialen Partizipation erleben. Das übergeordnete Ziel besteht darin, dass Klient*innen einen intrinsisch motivierten Veränderungswunsch der eigenen sozialen Partizipation entwickeln, um im Endeffekt die eigene Teilhabe am Alltagsleben zu erweitern und in der Folge zufriedener zu sein.
Die Intervention orientiert sich an den Lebenswelten der Klient*innen und stellt alltagsorientierte Betätigungen in den Mittelpunkt. Die angebotenen sozialen Aktivitäten finden in ähnlicher Weise auch in der Welt außerhalb der Institution statt, wie z.B. gemeinsam Kaffee trinken, Musik hören oder einen Film schauen. Wesentlich dabei ist, dass im Zentrum ein Erleben von sozialen Aktivitäten und nicht ein Trainieren von Fähigkeiten steht. Das wird durch eine veränderte therapeutische Haltung ermöglicht, in der Aktivitäten ohne Druck, selbstbestimmt und in einer natürlichen Art und Weise geschehen,

und bei der sich der/die Ergotherapeut*in als Gastgeber*in versteht. Dabei geschieht soziale Aktivität auch, wenn keine/r der Klient*innen etwas dazu beiträgt, indem der/die Ergotherapeut*in die für die Aktivität notwendigen Handlungsschritte ausführt.

Das ZEPS-Interventionskonzept wurde so konzipiert, dass es durch zwei unterschiedliche Ansätze eine breite Zielgruppe anspricht. Ein basaler und ein höherschwelliger Ansatz für Gruppeninterventionen mit gemeinschaftlichem Schwerpunkt ermöglichen es, Klient*innen mit sehr unterschiedlichen persönlichen Ressourcen und sozialen Problemen zu erreichen. Darüber hinaus ist es durch die Vorbereiter*innen-Rolle sogar möglich, bereits die soziale Partizipation einer Person zu fördern, ohne dass sie bei der Gruppenaktivität dabei sein muss, beispielsweise durch die Vorbereitung der gemeinsamen Aktivität für die bevorstehende ZEPS-Gruppe, wie etwa die Tische und Stühle aufzustellen oder einen Blumenstrauß zu pflücken und auf den Tisch zu stellen.

1.1 Die Entstehung des ZEPS

Das ZEPS-Konzept ist ursprünglich 2015 im Rahmen eines Bachelorprojekts, in Zusammenarbeit mit der psychiatrischen Abteilung der Klinik Favoriten, im Studiengang Ergotherapie an der Fachhochschule Wiener Neustadt in Österreich entstanden und wird seitdem in der Praxis weiterentwickelt. Seit 2015 wird ZEPS von uns in der eigenen ergotherapeutischen Berufsausübung in einer psychiatrischen Akutstation, einem sozialpsychiatrischen Tageszentrum, einer Rehabilitationsklinik für Psychotherapie und Psychosomatik für Erwachsene sowie einer psychiatrischen Wohngemeinschaft für Jugendliche implementiert und angewandt.

Zeitgleich wurden und werden von uns Vorträge, Workshops und Fortbildungen zum ZEPS-Konzept in Deutschland, Österreich und der Schweiz gehalten. Darüber erhalten wir die Rückmeldung, dass ZEPS von Kolleg*innen mittlerweile in unterschiedlichen Einrichtungen und Settings erfolgreich eingesetzt wird. Somit kann man heute in der Geriatrie, Erwachsenen-Psychiatrie, Kinder- und Jugendpsychiatrie, Forensik, Pädiatrie sowie in der Neurologie auf das ZEPS treffen. Der Zuspruch und die Rückmeldungen der Teilnehmer*innen in unseren Fortbildungen und das Bedürfnis, etwas in der ergotherapeutischen Psychiatrie zu bewegen, leiten und motivieren uns beim Verfassen dieses Arbeitsbuchs. Die hohe Nachfrage nach den Fortbildungen bestätigt den Bedarf an einem alltagsorientierten und dem Zeitgeist moderner Ergotherapie entsprechenden Konzept. Dieses Buch versteht sich als ein Schritt, um diesen Bedarf zu decken.

Intention ist, Ergotherapeut*innen ein Rüstzeug zu liefern, um die soziale Partizipation von Klient*innen bereits auf sehr basaler Ebene zu fördern. Unsere Erfahrungen zeigen, dass das ZEPS die Arbeit mit Klient*innen maßgeblich verändert. Diese Veränderung wird nicht nur sichtbar im Kontakt mit den Klient*innen selbst, sondern auch im Stellenwert der Ergotherapie innerhalb des multiprofessionellen Teams. Durch den hohen Alltagsbezug und die spezifische Herangehensweise des ZEPS erkennen Klient*innen Veränderungswünsche, die vom gesamten Team aufgegriffen werden können. In unserer Praxis ist der Erfolg des ZEPS erkennbar. Bei der eigenen Durchführung von ZEPS-Gruppen trafen wir auf Klient*innen, die schon nach wenigen Einheiten innerhalb der Gruppe einen höheren Grad der sozialen Involviertheit zeigten, wie zum Beispiel *Herr Babic*. Herr Babic saß in den ersten ZEPS-Einheiten nur abseits im Raum. Nach drei Einheiten setzte er sich während einer Intervention, die als Kaffeerunde stattfand, zum ersten Mal selbst zum Tisch dazu *(siehe Kapitel 4.2.2)*.

Der Erfolg zeigt sich auch bei Klient*innen, die durch das ZEPS einen Wunsch zur Veränderung spüren, wie bei *Herrn Grünwald*, der sich – typisch für die sogenannte Drehtürpsychiatrie – mehr oder weniger ständig in stationärer Behandlung befand. Bei ihm dachte schon lange niemand mehr daran, dass er noch eine Arbeit finden könnte. Doch die Teilnahme an der ZEPS-Gruppe löste etwas in Herrn Grünwald aus. Durch die Auseinandersetzung mit dem Thema Produktivität in Ansatz 2 (Perspektiven schaffen) erkannte er, dass er eigentlich gerne wieder arbeiten gehen möchte, weil er den Kontakt mit anderen Menschen vermisse. Diese Erkenntnis motivierte ihn so sehr, dass er von sich aus einen Termin bei dem Sozialarbeiter der Klinik vereinbarte, um Möglichkeiten der beruflichen Integration abzuklären *(siehe Kapitel 4.3.3)*.

1.2 Wie sollten Sie dieses Buch lesen?

Um das ZEPS-Konzept umfassend zu verstehen, ist es sinnvoll, alle Kapitel zu lesen. Es ist wie beim Bauen eines Hauses. Möchten Sie wissen, wie der Bauplan des Hauses aussieht – also warum und mit wem Sie als Ergotherapeut*in an sozialer Partizipation arbeiten und welche Ziele das ZEPS verfolgt, starten Sie am besten mit dem darauffolgenden Kapitel 2.

Steht jedoch womöglich schon das Fundament, verfügen Sie somit bereits über Vorwissen zum ZEPS, dann können Sie bereits die Mauern hochziehen.

Das heißt, wenn Sie bereits Kenntnisse über die therapeutische Haltung und die Grundprinzipien des Konzepts *(Kapitel 3)* haben, können Sie direkt die praktischen Anwendungen von Ansatz 1 (Zugehörigkeit erleben) und Ansatz 2 (Perspektiven schaffen) nachlesen *(Kapitel 4)*. Diese beiden Kapitel sind zentral für die konkrete Durchführung einer ZEPS-Gruppe.

In Kapitel 3 werden die Level sozialer Involviertheit bei einer Aktivität beschrieben, sie sind für die Planung einer Gruppenaktivität maßgeblich. Ebenso werden in diesem Kapitel die therapeutische Haltung mittels der drei Grundprinzipien *Natürlichkeit, Druckfreiheit* und *Selbstbestimmung* sowie die therapeutischen Methoden erarbeitet, die eine funktionierende ZEPS-Gruppe ausmachen. Diese Methoden helfen, die Grundprinzipien umzusetzen. Zu den Methoden gehören unter anderem alltagsorientierte „reale" Aktivitäten, eine natürliche und druckfreie Sprache oder der Einsatz stummer Impulse, um die Beteiligung der Klient*innen zu fördern.

Kapitel 4 wiederum beschreibt im Detail den Ablauf der beiden Interventionsansätze des ZEPS. Dabei werden neben der Schritt-für-Schritt-Anleitung auch die Rolle und die Aufgabe des/der Ergotherapeut*in im jeweiligen Ansatz geklärt. Ebenso wird auch die Vorbereiter*innen-Rolle vorgestellt und somit eine Interventionsmöglichkeit, um mit Klient*innen, die noch nicht bereit sind, an einer Gruppe teilzunehmen, an ihrer sozialen Partizipation zu arbeiten. Beispiele aus der Praxis dienen dazu, die Umsetzung anschaulicher zu machen.

Damit ist unser Haus jedoch noch nicht fertig. Wir gehen noch einen Schritt weiter, decken das Dach und liefern auch einen Input, wie Sie die Räume schöner gestalten können – das heißt, wir liefern konkrete Anleitungsvorschläge für Ansatz 1 und Ansatz 2, Erfahrungsberichte von Kolleg*innen, beantworten häufig gestellte Fragen zur Implementierung von ZEPS-Gruppen in der eigenen Einrichtung und stellen eine Präsentationsvorlage zur Verfügung, um dem eigenen multiprofessionellen Team das ZEPS näher zu bringen. All das finden Sie in Kapitel 5.

Sie möchten sich nicht nur mit dem eigenen Haus beschäftigen, sondern auch mit dem Ort, an dem das Haus steht? Sie möchten somit wissen, welchen Beitrag das ZEPS-Konzept für eine verbesserte Gesundheitsversorgung liefern kann? Und was wir im rehabilitativen Prozess über das ZEPS hinaus als sinnvoll erachten, um Menschen in ihrer sozialen Partizipation zu fördern? Dann lesen Sie am besten Kapitel 6. Dieses Kapitel nimmt eine sozialwissenschaftliche und ergotherapeutische Perspektive ein, es analysiert die aktuellen Herausforderungen in der psychiatrischen Versorgung und Rehabilitation. Unser Argument ist, dass der vorherrschende Fokus auf ein „Reparieren" von Funktionen, Selbstständigkeit, Arbeitsfähigkeit nicht alle Betroffenen dort abholt, wo sie stehen. Um diesen Herausforderungen zu begegnen, argumentieren wir, dass es Menschen, die eine weitreichende Einschränkung in ihrer sozialen Partizipation erleben, ermöglicht werden soll, sinnstiftende Aktivitäten auszuüben, die nicht nur im Zusammenhang mit Lohnarbeit stehen. Die Vision dahinter ist, dass diese Menschen mit Unterstützung ehrenamtliche Tätigkeiten durchführen könnten und ihnen dadurch sinnstiftende Betätigungen für sich selbst und für die Gesellschaft ermöglicht werden. Diese Vision geht über die Möglichkeiten des ZEPS selbst hinaus. Sie stellt aber aus unserer Sicht eine weitere Antwort auf die gesellschaftliche Aufgabe dar, Menschen in ihrer sozialen Partizipation zu unterstützen, die von Einsamkeit oder Isolation bedroht sind.

Nach unserer Auffassung ist das Ziel, soziale Partizipation zu fördern, mit diesem Buch nicht abgeschlossen, sondern ein laufender Prozess von work-in-progress. An dieser Stelle möchten wir Sie einladen, mit uns unter

zepskonzept@gmx.at

in Kontakt zu treten und uns Rückmeldungen, Erfahrungen, Anregungen oder Fragen zu schicken, die bei der Lektüre oder bei der Anwendung des ZEPS in Ihrer ergotherapeutischen Praxis auftauchen, damit sich das Konzept weiterentwickeln kann.

2 Soziale Partizipation fördern – Eckpfeiler des Interventionskonzepts

Dieses Kapitel geht den Fragen nach, worin die Ziele des ZEPS bestehen und warum soziale Partizipation gefördert werden soll. Es beschreibt die Zusammenhänge des ZEPS mit sozialer Partizipation und Gesundheit und benennt, für wen es nützlich ist.

2.1 Was ist das Ziel des Interventionskonzepts?

Ziel des ZEPS ist die Förderung sozialer Partizipation von Menschen durch das Erleben von Zugehörigkeit und das Schaffen von Perspektiven. Soziale Partizipation bedeutet das Involviertsein einer Person in Aktivitäten, die Interaktionen mit anderen in der Gemeinschaft ermöglichen (Levasseur et al., 2010). Im ZEPS-Konzept wird soziale Partizipation durch das Erleben und die Teilhabe an gemeinsamen Aktivitäten (Ansatz 1) und der Auseinandersetzung mit zugehörigen Handlungsrollen im sozialen Kontext (Ansatz 2) gefördert.

Der Versuch, die soziale Partizipation direkt im Alltag außerhalb des institutionellen Rahmens zu erhöhen, wäre für viele Menschen – zum Beispiel mit einem sehr niedrigen Selbstwirksamkeitsgefühl – überfordernd. Das trifft auf viele Klient*innen in unterschiedlichen Einrichtungen wie der Akut-Psychiatrie oder in der Langzeitgeriatrie zu. Das ZEPS hat somit nicht direkt zum Ziel, die Anzahl von sozialen Aktivitäten oder Kontaktpersonen im Alltag zu vergrößern. Es arbeitet auch nicht an der Verbesserung von Fertigkeiten einer Person. Vielmehr beabsichtigt die Intervention, ein Erleben zu schaffen, indem ein Gemeinsam-mit-anderen-Sein als angenehm empfunden wird. Aus diesem Erleben kann auf längere Sicht ein Wunsch nach Veränderung entstehen. Dieser Wunsch zielt auf die Veränderung des Grads der eigenen Teilhabe in der Gemeinschaft ab. So ein Wunsch kann zum Beispiel darin bestehen, wieder einmal mit anderen Zeit zu verbringen, mit einer Bekannten spazieren zu gehen oder einen Job zu finden und auszuüben. Darüber hinaus hat ZEPS zum Ziel Selbstwirksamkeitserfahrungen zu ermöglichen, da diese Erfahrungen eine Basis für Motivation sind (Blaser Csontos & Csontos, 2014). ZEPS will Bewusstsein generieren für Probleme und Ressourcen im Alltag und damit im Tagesablauf, Perspektiven schaffen für die Zeit nach der therapeutischen Intervention sowie Unterstützung bei der Verwirklichung dieser Perspektiven geben.

Im Zentrum des ZEPS-Konzepts stehen soziale Aktivitäten, wobei jede dieser Aktivitäten unterschiedliche Grade der Involviertheit einer Person ermöglicht: von sehr geringer Involviertheit – wie zum Beispiel etwas alleine für die Gruppe vorzubereiten oder sich physisch kurz im gleichen Raum mit anderen aufzuhalten –, über gemeinsam mit anderen aktiv eine Aktivität auszuführen, bis zu hoher Involviertheit, wie anderen zu helfen oder etwas für die Gemeinschaft beizutragen. Die Intervention startet vor der Veränderung der sozialen Aktivitäten im Alltag. Sozial teilzuhaben beginnt aus unserer Sicht nicht erst außerhalb des institutionellen Rahmens, sondern auch in einer Institution finden soziale Aktivitäten statt, bei denen Personen teilhaben können oder nicht. Die Institution ist somit ein reales Partizipationsumfeld und ein potenzielles Erlebnisfeld für das Gefühl, sozial eingebunden zu sein.

2.2 Warum soziale Partizipation fördern?

Eine ausgewogene Teilhabe am sozialen Leben und an der Gesellschaft ist zentral für die Gesundheit und das Wohlbefinden von Menschen. Die Förderung der sozialen Partizipation sollte ein wesentliches Ziel der Prävention und Therapie in der psychosozialen Versorgung sein (Spitzer, 2018). Soziale Partizipation wirkt zum Beispiel präventiv, um den Fortschritt von Demenz zu verlangsamen, und wird auch als Intervention bei Demenz eingesetzt (Kuiper et al., 2015). Soziale Partizipation hat einen positiven Einfluss auf den allgemeinen Gesundheitszustand. So reagieren jene Menschen weniger auf Stress, die über mehr Sozialkontakte verfügen. Das zeigt sich am Zusammenhang zwischen dem Stresshormon Cortisol und sozialer Unterstützung. Der Cortisolanstieg bei Stress ist niedriger, wenn eine Person im Alltag mehr in Kontakt mit sozial unterstützenden Personen ist (Eisenberger et al., 2007; Spitzer, 2018). Sozial eingebunden zu sein, hilft nicht nur bei psychischen Problemen, sondern wirkt sich positiv auf körperliche Erkrankungen wie Bluthochdruck, Herzinfarkt, Schlaganfall, ja sogar Schnupfen aus (Spitzer, 2018). Das zeigt, wie eng Gesundheit und soziale Partizipation in Verbindung stehen. Diese beiden Faktoren korrelieren direkt miteinander. Das heißt, dass soziale Partizipation, also das gemeinsame Sein mit anderen Menschen, sich anderen zugehörig fühlen (Webber & Fendt-Newlin, 2017), sowie teilzuhaben an Aktivitäten (Law, 2002), sich direkt auf den Gesundheitszustand auswirken.

Menschen mit psychischen Problemen erleben oft einen Rückzug von sozialen Kontakten und eine Verminderung von sozialen Aktivitäten wie etwa bei Menschen, die an einer Depression oder einer Schizophrenie erkrankt sind (Lieb et al., 2008). Durch diese Verminderung der eigenen sozialen Teilhabe

verschlechtert sich wiederum der Gesundheitszustand und die eigene psychische Stabilität ist noch mehr gefährdet. Wie eine Negativspirale führt eine Verschlechterung der psychischen Gesundheit zu einer geringeren sozialen Partizipation, die wiederum die psychische Gesundheit weiter beeinträchtigt.[1] In ihrer Forschung zu sozialer Partizipation und psychischer Erkrankung zeigt Anna-Marie Lischka (2009), dass Klient*innen, die eine höhere psychische Belastung erleben, weniger soziale Kontakte haben als Klient*innen mit niedriger psychischer Belastung. Um den Gesundheitszustand von Menschen mit hoher psychischer Belastung zu verbessern, ist es somit umso notwendiger, an der sozialen Partizipation anzusetzen, da eine Intervention zur Ermöglichung sozialer Partizipation wesentlich zur psychischen Stabilisierung der Person beiträgt.
Betrachtet man die Bedeutung von sozialer Partizipation auf (psychische und körperliche) Gesundheit volkswirtschaftlich, wird eine ausgewogene soziale Teilhabe zu einer wichtigen Determinante für das soziale Gefüge. Menschen, die über eine ausgewogene Teilhabe am sozialen Leben verfügen, sind gesünder und stehen somit dem Arbeitsmarkt länger zur Verfügung. Darüber hinaus erhöht eine ausgewogene Teilhabe am sozialen Leben signifikant die Lebenserwartung (Holt-Lunstad et al., 2015). Die Förderung der sozialen Partizipation und insbesondere informelle soziale Beziehungen sind nicht nur hilfreich zum Erhalt der Gesundheit, sondern wirken sich auch positiv auf das individuelle Wohlbefinden aus (Adams et al., 2011). Diese Auflistung verweist nur auf eine kleine Auswahl der Vielzahl von wissenschaftlichen Publikationen zu diesem Thema.

2.3 Warum braucht es dieses Konzept?

Es gibt bereits Interventionskonzepte, die die soziale Partizipation von Menschen fördern, jedoch benötigen diese Konzepte entweder längere Therapiezeiträume, wie beim Training von sozialen Fertigkeiten, oder setzen direkt an der Erhöhung der Anzahl von Sozialkontakten und Aktivitäten im Lebensalltag an (Grippo et al., 2015; Masi et al., 2011; Spitzer, 2018).[2] Diese Interventionskonzepte sind höherschwelliger als das ZEPS-Konzept. Das heißt, die Teilnehmer*innen müssen für die Durchführung der Intervention ein höheres Fähigkeitslevel mitbringen. Das trifft auf das ZEPS-Konzept nicht zu, da auch schon das Sein im gleichen Raum ohne direkte Beteiligung am sozialen Ge-

1 Der Psychiater Manfred Spitzer (2018) benennt dieses Phänomen als Teufelskreis.
2 Siehe hierzu die aufgelisteten Interventionskonzepte zu sozialer Partizipation für Menschen mit psychischen Problemen in den Reviews von Webber und Fendt-Newlin (2017) oder D'Amico, Jaffe und Gardner (2018).

schehen als ein Schritt zu sozialer Partizipation verstanden wird. Das ZEPS ist so konzipiert, dass eine einmalige Teilnahme bereits zielführend sein kann.

Das ist umso wichtiger, da stationäre Aufenthalte kurz sind. Die durchschnittliche Verweil- bzw. Belagsdauer in der Psychiatrie betrug in Österreich 2019 rund 15 Tage (Statistik Austria, 2021) und in Deutschland 2015 rund 23 Tage[3] (Klauber et al., 2018). Bei einer so kurzen Interventionszeit sollte der Fokus nicht auf der Fertigkeitsverbesserung liegen, sondern sich auf die Zeit nach dem Aufenthalt konzentrieren.[4] Bei einer kurzen Aufenthaltsdauer ist ein Training von Fertigkeiten aus unserer Sicht nur dann sinnstiftend, wenn der/die Klient*in über den Aufenthalt hinaus weiterhin und längerfristig Therapie zur Verbesserung dieser Fertigkeiten erhält. Ist das nicht der Fall, ist aus unserer Sicht nicht die Verbesserung von sozialen Fertigkeiten zielführend, sondern die Ermöglichung positiver Erlebnisse bei sozialen Aktivitäten und die damit einhergehende Entstehung von Veränderungswünschen. Damit die betreffende Person eine Veränderung der sozialen Alltagsaktivitäten und Alltagsroutinen vornimmt, benötigt sie Motivation zur Veränderung. Diese intrinsische Motivation ist ein wesentlicher Faktor, um von der Therapie oder einem Training zu profitieren (Saperstein et al., 2011). Die Teilnahme an ZEPS-Gruppen erschafft und verstärkt diese Motivation in einer Art und Weise, bei der den Teilnehmer*innen kein externer Druck zur Veränderung aufgezwungen wird.

Das ZEPS-Konzept lässt auch bei sehr kurzen Aufenthalten Therapieerfahrungen zu, die ein Erleben von sozialer Teilhabe ermöglichen und damit auf die psychische Stabilität wirken. Das ist trotz der zunehmenden integrierten Versorgung insbesondere aufgrund des immer noch bestehenden Phänomens der Drehtürpsychiatrie von zentraler Bedeutung. Drehtürpsychiatrie beschreibt die Tatsache, dass es nach einem stationären Aufenthalt aufgrund einer Versorgungsdiskontinuität zu häufigen und letztendlich unnötigen Rehospitalisierungen von Klient*innen kommt (Katschnig & Schmidle-Loss, 2018). Das ZEPS-Konzept reagiert auf das Phänomen der Drehtürpsychiatrie, indem es durch das positive Erleben von sozialen Aktivitäten in der institutionellen ZEPS-Gruppe eine Verbindung von einem Aufenthalt zum nächsten schafft. Blaser Csontos und Csontos argumentieren, dass eine handelnde Person nicht nur die einzelnen Schritte der Handlung speichert und bewertet, sondern auch den „ganzen Zusammenhang" der Handlung mitspeichert (Bla-

3 Zahlen sind zwischen den Ländern nur bedingt vergleichbar, da die Berechnungen unterschiedlich erfolgten.

4 Inhalt der Fortbildung „Weniger ist mehr – ergotherapeutischer Auftrag bei Kurzzeitaufenthalt" von Brunhilde Matter, 2014.

ser Csontos & Csontos, 2014, S. 30). Sinngemäß bedeutet das für die Teilhabe an sozialen Aktivitäten, dass die teilhabende Person nicht nur die soziale Aktivität selbst abspeichert, sondern auch die damit in Zusammenhang stehenden Bedingungen, z.B. den Raum, in dem die Therapie stattfindet; den/die Ergotherapeut*in, der/die die Therapie durchführt und im Endeffekt die Institution, in der die Therapie stattfindet. Erlebnisse bleiben im impliziten Gedächtnis, das von Udo Baer und Gabi Schotte-Lange (2017) „Leibgedächtnis" genannt wird. Das Leibgedächtnis ist das Gedächtnis des Erlebens, welches das Gedächtnis der Sinne, das Gedächtnis des Körpers und das Gedächtnis der Klänge und Situationen umfasst. Wenn der/die Teilnehmer*in die soziale Aktivität der ZEPS-Einheit positiv erlebt, bleibt das im Leibgedächtnis und die ZEPS-Gruppe mit all ihren Zusammenhängen wird als positiv gespeichert. Therapeutisch besteht dadurch die Chance, an diesem Erleben bei erneuter Aufnahme anzusetzen. Bei einer Wiederaufnahme ist diese Therapie positiv besetzt, da der/die Klient*in sie nicht mit dem Gedanken abgespeichert hat, dass in der Therapie etwas von ihm/ihr verlangt wird, was er/sie vielleicht nicht schafft. Sondern im besten Fall mit dem Gedanken, dass es eine Gruppe ist, in der er/sie einfach dabei sein darf, sich einbringen kann, aber nicht muss. Die Motivation teilzuhaben wird nicht durch Misserfolge gefährdet, sondern insbesondere bei Ansatz 1 (Zugehörigkeit erleben) wird darauf geachtet, dass die soziale Aktivität passiert, unabhängig davon, wie viel die Teilnehmer*innen selbst einbringen.

Diese Grundhaltung ist im Einklang mit einer Denkweise über Bedürfnisse, die bereits Abraham Maslow erkannt hat und die in späteren Forschungen bestätigt wurde (Acton & Malathum, 2000). Maslow beschreibt mittels der Bedürfnispyramide, dass zuerst physische Bedürfnisse, Sicherheitsbedürfnisse und das Bedürfnis nach Zugehörigkeit gestillt werden müssen, bevor sich eine Person Bedürfnissen der Selbstverwirklichung, Autonomie und Selbstständigkeit zuwenden kann (Maslow, 1999). Allerdings wird gerade in der heutigen Zeit der rehabilitative und ergotherapeutische Fokus immer noch auf Funktionserwerb und Selbstständigkeit gelegt (Gibson, 2016). Soziale Partizipation und Zugehörigkeit als Ziel (insbesondere bei Erwachsenen) erhält hingegen in westlichen Gesellschaften nur bedingt Aufmerksamkeit (Gappmayer, 2018; Hammell & Iwama, 2012). Das ZEPS-Konzept schafft Zugehörigkeit zu anderen durch die gemeinsam erlebte soziale Aktivität, bei der die Teilhabe und somit das Dabeisein im Zentrum stehen. Dieses Gefühl der Zugehörigkeit ist oftmals sehr flüchtig und manchmal selbst innerhalb einer Therapieeinheit nicht durchgängig. Ein auch nur kurzes Aufflackern von Zugehörigkeit schafft jedoch eventuell den ersten Funken eines Wunsches, sich auch im Alltag zugehörig zu anderen zu fühlen und gemeinsam mit anderen Aktivitäten durchzuführen.

Sich zugehörig zu fühlen ist wesentlich, um sich neuen Herausforderungen zu stellen. Der auf soziale Störungen spezialisierte Logopäde Theo Schoenaker (2011) argumentiert, dass ohne das Gefühl der Zugehörigkeit die Umgebung bedeutungslos wird und man sich zurückzieht. Sozialer Rückzug wird bei vielen psychischen Erkrankungen als Symptom angeführt (Lieb et al., 2008). Wenn eine Person sich allerdings als Teil des Ganzen sieht, ist sie aktiver, wissbegieriger und verspürt vermehrt Tatendrang (Schoenaker, 2011). Unsere Erfahrung zeigt, dass Teilnehmer*innen sich in der ZEPS-Gruppe mehr zutrauen als in anderen Gruppen, da sie nach eigener Aussage nicht kritisiert werden. Da in der ZEPS-Gruppe der Fokus auf die Aktivität und nicht auf die Person selbst gerichtet ist, wird es ihr ermöglicht, mehr von sich aus zu machen sowie andere Rollen in der sozialen Aktivität einzunehmen und auszuprobieren. Durch das Ziel, eine positive soziale Aktivität zu erschaffen, gibt es innerhalb der ZEPS-Gruppe keine klare Zuschreibung, wer welche Aufgabe und Rolle übernimmt. Diese Möglichkeit besteht oftmals in anderen ergotherapeutischen Gruppen nicht.

Die Erlebnisse und Veränderungswünsche, die durch die Teilnahme am ZEPS entstehen, stellen das Fundament für Ziele dar, die über das Interventionskonzept hinausgehen. Das ZEPS arbeitet an der Motivation für vermehrte soziale Partizipation durch das Erleben von positiven sozialen Aktivitäten und Peer-Unterstützung. Peer-Unterstützung erfolgt durch Vorschläge, Zusammenarbeit und das Teilen von Erfahrungen zwischen den Teilnehmer*innen. ZEPS ermöglicht soziale Partizipation in einem sicheren Rahmen und lässt potenziell bei den Teilnehmer*innen die Zielsetzungen entstehen, mehr stabile soziale Kontakte zu wollen und mehr soziale Aktivitäten durchzuführen. Soziale Kontakte, insbesondere positive Beziehungen zu kompetenten und fürsorglichen Erwachsenen, sind ein Resilienzfaktor, der die Gesundheit fördert, und helfen, aus widrigen Lebensumständen gestärkt herauszukommen (Amering & Schmolke, 2012), ganz im Sinne des Psychiaters Lee Eisenberg (1979) „A friend, not an apple, a day will help keep the doctor away".

2.4 Für wen ist dieses Konzept gedacht?

Das ZEPS-Konzept ist für Menschen gedacht, die in ihrer sozialen Partizipation Einschränkungen erleben, wie zum Beispiel Menschen, die weniger soziale Aktivitäten durchführen als früher oder hauptsächlich soziale Kontakte mit Mitgliedern unterschiedlicher therapeutischer, medizinischer oder betreuender Berufsgruppen haben. Es ist somit für die immer größer werdende Gruppe von Menschen gedacht, die sich einsam fühlt oder von Einsamkeit bedroht ist (Henriksen et al., 2019; Spitzer, 2018). Das inkludiert Menschen, die von sozialer Isolation betroffen sind, wenig regelmäßige soziale Kontakte mit Familienmitgliedern, Freunden oder Bekannten haben oder sich trotz sozialer Kontakte und Aktivitäten einsam fühlen. Einsamkeit ist ein Problem, das in der heutigen Zeit immer gewaltiger wird. John und Stefanie Cacioppo (2018) vom Zentrum für kognitive und soziale Neurowissenschaften der Universität Chicago zeigen auf, dass in westlichen Gesellschaften für rund ein Drittel der Gesamtbevölkerung die eigene Einsamkeit bereits ein Thema ist. Einer von zwölf Menschen sei sogar stark von Einsamkeit betroffen mit der Konsequenz, dass diese Menschen ein um 26 % erhöhtes Sterberisiko haben. Das ZEPS ist ein kleiner Schritt, um diesem großen Problem etwas entgegenzusetzen. Dabei bedient ZEPS ein Kerngeschäft der Ergotherapie. Ergotherapie soll „[...] Menschen ihre Teilhabe (Partizipation) an der Gesellschaft aufrechterhalten oder erweitern und ihre Lebensqualität verbessern können. An der Gesellschaft teilzuhaben bedeutet, in eine Lebenssituation bzw. einen Lebensbereich einbezogen zu sein und diesen mitgestalten zu können" (DACHS-Projekt, 2007, S. 14). Von ZEPS profitieren Klient*innen mit ganz unterschiedlichen Einschränkungen in der sozialen Partizipation: von Menschen, die kleinere Einschränkungen und Veränderungen in ihren sozialen Handlungsrollen in der letzten Zeit erleben, bis zu Menschen, die aufgrund ihrer mangelnden sozialen Fertigkeiten und ihres psychischen Zustands als „nicht gruppenfähig" eingestuft werden.

Das Konzept richtet sich an Ergotherapeut*innen, die in ihrem Berufsalltag mit diesen Menschen arbeiten. Menschen, die Einschränkungen in der sozialen Partizipation haben, findet man in sehr unterschiedlichen Einrichtungen. Sie werden in Akut-, ambulanten, Rehabilitations- oder Langzeiteinrichtungen unterschiedlichster medizinischer Fachbereiche und nicht-medizinischen Sozialeinrichtungen wie Flüchtlingsheimen betreut. Insofern richtet sich das ZEPS-Konzept an alle Ergotherapeut*innen, die mit Klient*innen arbeiten. Eine ZEPS-Gruppe muss von einem/einer Ergotherapeut*in durchgeführt werden, da nur er/sie die spezifischen Kompetenzen der Aktivitätsanalyse und Graduierung der Handlungsschritte sowie die Analyse einer sozialen Aktivität anhand der Level der Involviertheit mitbringt.

Zusammenfassend lässt sich aus unserer Sicht sagen, dass in der Ergotherapie die Zeit reif ist, nicht zwingend als Erstes die Unabhängigkeit, Autonomie und Arbeitsfähigkeit von Klient*innen zu fördern[5], sondern ein Augenmerk auf ihre soziale Eingebundenheit in der Gesellschaft zu legen. Die gesellschaftlich wertgeschätzten und dominanten Ziele Unabhängigkeit, Autonomie und Arbeitsfähigkeit können erst dann im Mittelpunkt der Aufmerksamkeit stehen, wenn der/die Klient*in dazu bereit ist, den Wunsch danach äußert und sich diesen Herausforderungen stellen kann. Das ZEPS schafft die Möglichkeit, im institutionellen Rahmen und im direkten Lebensumfeld an der sozialen Eingebundenheit von Menschen zu arbeiten. Das ergotherapeutische ZEPS-Interventionskonzept setzt die ersten Schritte, damit sich Klient*innen zu anderen Menschen zugehörig fühlen und schafft Perspektiven, ihren Alltag gesund und im besten Fall glücklich zu erleben.

5 Siehe hierzu auch Gappmayer (2019).

3 Therapeutische Haltung und Methoden des ZEPS

Wir befinden uns nun im ersten Hands-on-Kapitel dieses Buches. Es klärt die Fragen, wie man eine Aktivität hinsichtlich der sozialen Involviertheit analysieren kann *(Kapitel 3.1)*, was die spezielle therapeutische Haltung des ZEPS ausmacht *(Kapitel 3.2)* und wie man diese Haltung methodisch in den Therapieeinheiten leben kann *(Kapitel 3.3)*. Nur durch die Anwendung dieser Prinzipien wird aus einer alltagsorientierten Gruppe auch eine ZEPS-Gruppe. Wie bereits in der Einleitung erwähnt, sind diese Prinzipien von unterschiedlichen therapeutischen Konzepten beeinflusst, wie Recovery (Amering & Schmolke, 2012), Klient*innenzentrierung (Rogers, 2005), Remotivation Process (de las Heras et al., 2003), Marte Meo (Bünder et al., 2013), Handlungsfähigkeit in der Psychiatrie (Blaser Csontos & Csontos, 2014) oder auch dem von Georg Gappmayer geleiteten Bachelorprojekt „Konzeptionierung und Durchführung der Alltagsaktivitätsgruppe in der akutpsychiatrischen Ergotherapie" (Ehrenberger et al., 2014). Diese unterschiedlichen Inputs fließen in die Theorie und Praxis des ZEPS-Konzepts ein.

3.1 Sechs Level der sozialen Partizipation

Das ZEPS-Konzept orientiert sich an den sechs Leveln der sozialen Partizipation, die von der kanadischen Ergotherapeutin Melanie Levasseur und den Gesundheitswissenschaftlerinnen Lucie Richard, Lise Gauvin und Émelie Raymond (2010) definiert wurden. Diese Einteilung ist nicht zur Beurteilung von individuellen Fähigkeiten einer Person gedacht. Sie klassifiziert nicht die handelnde Person, sondern die jeweilige Aktivität hinsichtlich des Levels an potenzieller sozialer Partizipation.

Diese sechs Stufen der sozialen Partizipation unterscheiden sich einerseits dadurch, in welchem Ausmaß die Aktivität das Interagieren zwischen Menschen ermöglicht oder benötigt (Intensität des Miteingebundenseins) und andererseits dadurch, welches Ziel durch die Aktivitäten verfolgt wird (Absicht). Aufgrund einer intensiven Auseinandersetzung mit sozialer Partizipation und durch die fortlaufende Weiterentwicklung des ZEPS haben wir die Definitionen der Level der sozialen Partizipation nach Levasseur et al. (2010) leicht adaptiert und erweitert. Das Verständnis dieser Level ist wichtig, um Aktivitäten und therapeutische Interventionen zur Förderung der sozialen Partizipation einer Person anpassen zu können.

Das **erste Level (alleine)** beinhaltet alle Aktivitäten, die eine Person dabei unterstützen, im weiteren Verlauf mit anderen in Kontakt zu treten. Das können ganz basale Aktivitäten sein wie Trinken, Ankleiden oder auch komplexere Aktivitäten, wie eine Speise für ein Beisammensein am Abend kochen oder Kleidung für den Flohmarkt aussortieren. Auch Nachrichten hören ist eine Aktivität, die der ersten Stufe der sozialen Partizipation zuzurechnen ist, da dadurch ein Gespräch zum Beispiel über Tagespolitik ermöglicht wird.
Innerhalb des ZEPS-Konzepts sind dies Aktivitäten der „Vorbereiter*innen-Rolle", die für eine spätere soziale Aktivität benötigt werden, wie zum Beispiel den Raum für die spätere ZEPS-Gruppe vorzubereiten, die Tische und Stühle aufzustellen oder Blumen auf den Tisch zu stellen, ohne dass andere Personen (außer dem/der Ergotherapeut*in) anwesend sind. Dadurch kann jemand einen ersten Schritt in Richtung sozialer Partizipation machen, ohne an der späteren sozialen Aktivität partizipieren zu müssen.

Im **zweiten Level (nebeneinander)** der sozialen Partizipation ist die Person nicht direkt in Interaktion mit anderen, aber umgeben von anderen Menschen, wie zum Beispiel bei einem Spaziergang, bei der Teilnahme an einer offenen Werkgruppe oder bei einer Fahrt mit öffentlichen Verkehrsmitteln.
Das zweite Level der sozialen Partizipation wird im ZEPS-Konzept durch die Möglichkeit, passiv in der ZEPS-Gruppe dabei zu sein, gewährleistet. Dabei besteht keine Notwendigkeit, in Interaktion mit anderen zu treten. Allein die physische Anwesenheit einer Person, während andere eine gemeinsame Aktivität durchführen, ist eine Form der sozialen Partizipation.

Erst im **dritten Level (in Kontakt sein)** interagiert die Person direkt mit anderen. Das kann real oder virtuell im Internet stattfinden. Zentral ist bei diesem Level, dass die Person keine Aktivität durchführt, bei der eine längere Zusammenarbeit notwendig ist. In dieses Level fallen Aktivitäten wie z.B. an der Kasse zahlen oder jemanden nach dem Weg fragen. Online wäre das in unserem Verständnis, etwas auf einer sozialen Plattform zu *posten*, zu *liken* oder eine Twitter-Nachricht zu versenden.

Das ZEPS-Konzept sieht für dieses Level die Möglichkeit vor, sich alleine an einer gemeinsamen Aktivität zu beteiligen. So kann jemand alleine am Tisch für das Mittagessen Servietten falten, während andere das Mittagessen kochen. Dabei gibt es ein übergeordnetes Ziel (Mittagessen zubereiten), die individuellen Aktivitäten sind jedoch unterschiedlich, sodass nur wenig direkt zusammengearbeitet werden muss und falls doch, die Interaktionen von sehr kurzer Dauer sind.

Im **vierten Level (gemeinsam)** führt die Person gemeinsam mit mindestens einer anderen Person eine Aktivität durch und versucht ein gemeinsames Ziel zu erreichen. Beispiele sind Tennis oder ein Brettspiel spielen, ein gemeinsames Kunstwerk gestalten oder mit jemandem Small Talk führen. Viele der in der Ergotherapie üblichen Gruppeninterventionen fallen in diese Stufe. Der Unterschied zum dritten Level ist, dass im vierten Level alle Beteiligten das gleiche Handlungsziel verfolgen und direkt zusammenarbeiten und interagieren. Auf die Onlinewelt bezogen gehören zum vierten Level aus unserer Sicht die Aktivitäten *mit einer Person zu chatten* oder *sich mittels Textnachrichten zu unterhalten*. Der Unterschied zum Posten auf sozialen Plattformen ist, dass eine direkte Reaktion der anderen Person erwartet wird.
Aktivitäten dieses Levels sind im ZEPS zum Beispiel: gemeinsam ein Flipchart gestalten, mit jemanden über Autos ins Gespräch kommen oder gemeinsam entscheiden, was gekocht werden soll.

Im **fünften Level (helfen)** hilft die Person anderen, indem sie zum Beispiel einmal das Training beim Fußballverein übernimmt oder eine andere Person betreut.

Weitere Beispiele für Aktivitäten im fünften Level:
- eine Person hilft einer anderen, eine Aktivität auszuführen, bei der diese Unterstützung benötigt, wie zum Beispiel, einen verzweifelt in einen Stadtplan starrenden Menschen fragen, ob er/sie Hilfe braucht
- eine Person bietet jemandem einen Sitzplatz in den öffentlichen Verkehrsmitteln an
- eine Person hilft jemandem, die Müslipackung im obersten Regal zu erreichen

Der Unterschied zu Level 4 *gemeinsam* ist, dass nicht von vornherein besprochen wurde, dass jemand einer anderen Person helfen soll, wenn diese Hilfe benötigt. Dann wäre es „nur" das Ausführen einer Aufgabe und nicht eine Form der sozialen Partizipation, die über das gemeinsame Zusammenarbeiten hinausgeht.

Im **sechsten Level (Verantwortung übernehmen)** trägt die Person etwas für die soziale Gruppe oder die Gesellschaft an sich bei. Ein Beitrag zur Gesellschaft erfolgt zum Beispiel durch das aktive Engagement in einer Partei oder einem Verein. Meistens ist das Engagement mehreren Personen gleichzeitig nützlich. Dabei geht es nicht um materielle Zuwendungen wie Geldspenden, sondern um soziale Aktivitäten wie die (ehrenamtliche) Leitung eines Sportvereins.

Das ZEPS-Konzept erweitert diese Denkweise dahingehend, dass Level sechs nicht nur das Engagement für die Gesellschaft an sich beinhaltet, sondern auch, wenn Personen *sich für andere einsetzen, die soziale Führung übernehmen* oder *besonderes Engagement für die Gruppe zeigen.* Sich für andere einzusetzen, geschieht beispielsweise, wenn eine Person sich für Klimaschutz starkmacht und bei einer Unterschriftensammelaktion mithilft. Eine Person übernimmt die soziale Führung, wenn sie zum Beispiel eine Diskussion leitet, die Gruppe bei einer gemeinsamen Entscheidungsfindung unterstützt oder einen Flohmarkt organisiert. Auch gehört zur sechsten Stufe der sozialen Involviertheit, wenn eine Person sich besonders für die soziale Gruppe engagiert und zum Beispiel für alle an der Theke Getränke holt oder beim nächsten Treffen von sich aus einen Kuchen mitbringt. Im therapeutischen Alltag werden Aktivitäten dieses Levels der sozialen Partizipation vielfach von dem/der Ergotherapeut*in eingenommen. Im ZEPS-Konzept ist es möglich, dass auch Teilnehmer*innen Aktivitäten auf diesem Level ausführen.

Diese sechs Stufen der sozialen Partizipation stellen ein Kontinuum dar, beginnend mit der Steigerung des Eingebundenseins in sozialen Aktivitäten (1–4) bis zum sozialen Engagement in der Gesellschaft (5–6). Für die Therapie ist besonders wichtig, dass nicht erst am Grad der sozialen Partizipation einer Person gearbeitet werden kann, wenn diese mit einer anderen Person ein gemeinsames Handlungsziel verfolgt und somit Aktivitäten des Levels 4 übernimmt. Dieses Kontinuum geht davon aus, dass bereits durch eine Aktivität, die alleine oder mit dem/der Ergotherapeut*in durchgeführt wird, die Intensität des Miteingebundenseins gesteigert werden kann. Es basiert auf dem Konstrukt, dass die Aktivität eine Vorbereitung für eine spätere soziale Aktivität mit mehreren Personen ist.

Tipp aus der Praxis

„Klient*in übernimmt Aktivitäten des Levels 3" hat sich als Notiz in der Verlaufsdokumentation bewährt. Achtung: Die Formulierung „der/die Klient*in befindet sich auf Level 3" ist unzulässig, weil es eine zu verallgemeinernde Einschätzung der Fähigkeiten und keine Beschreibung der sozialen Partizipation einer Person in der jeweiligen Therapieeinheit ist. Wenn ein/eine Klient*in Aktivitäten eines bestimmten Levels übernimmt, heißt das noch nicht, dass er/sie auch in anderen Situationen Aktivitäten dieses Levels ausführen wird oder ausführen kann. Wichtig ist uns auch zu erwähnen, dass Individuen üblicherweise sehr viele Aktivitäten auf Level 1 und 2 im Alltag durchführen, vom morgendlichen Anziehen, bei einer Fahrt mit den öffentlichen Verkehrsmitteln oder bei einem Spaziergang im Park.

3.2 Die Bausteine der Zielsetzung

Die beiden Ziele des ZEPS: *„**Z**ugehörigkeit **e**rleben"* und *„**P**erspektiven **s**chaffen"* sind aufgrund ihrer hohen Bedeutung namensgebend für das Konzept. Damit diese Ziele erreicht werden können – und somit soziale Partizipation nachhaltig gefördert werden kann –, ist es wichtig, folgende Bausteine in die Gruppendurchführung einzubauen und zu berücksichtigen:

1. Zugehörigkeit ermöglichen

Das Ziel „Zugehörigkeit erleben" ist so wesentlich zur Förderung von sozialer Partizipation, dass der Ansatz 1 im ZEPS-Konzept danach benannt ist. Denn bereits Maslow (1999) hat erkannt, dass „Zugehörigkeit" ein menschliches Grundbedürfnis ist. Aus seiner Bedürfnispyramide kann entnommen werden, dass „soziale Bedürfnisse" die Basis von individuellen Bedürfnissen darstellen. Zugehörigkeit zu anderen spielt darüber hinaus eine wichtige Rolle im Betätigungsverhalten von Menschen (Hammell, 2014; Wilcock, 1998). Auch Schoenaker (2011) stellt fest, dass „sich zugehörig zu fühlen" die Gesundheit, die Motivation und die Zufriedenheit eines Menschen positiv beeinflusst. Um das eigene Potenzial einsetzen zu können, sei es bedeutend, das Gefühl zu haben, akzeptiert zu sein, gebraucht zu werden sowie mit anderen verbunden zu sein. Das bedeute, dass aus dem Gefühl der Zugehörigkeit das Gefühl von sozialer Akzeptanz, Selbstsicherheit und daraus folgend Aktivitäten und Teilhabe am Leben resultieren. Der Wunsch, am gemeinschaftlichen Leben teilzuhaben, werde größer als die Furcht vor Kritik. Mit dem Wissen, von anderen grundsätzlich akzeptiert, sowie mit dem Gefühl, „nicht fallen gelassen" zu werden, wird das Risiko von Fehlverhalten oder der Zurückweisung durch andere bedeutungsloser (Schoenaker, 2011). Das fördert auch die Resilienz einer Person. Dabei ist entscheidend, dass nicht die Person selbst an der psychischen Widerstandskraft arbeiten muss, sondern die Erfahrung macht, dass sie in problematischen Situationen Unterstützung von anderen erfährt (Mitterer, 2020). Ein Gefühl von Zugehörigkeit innerhalb der ZEPS-Gruppe zu erleben, ermöglicht diese Erfahrung. Zugehörigkeit ermöglichen stellt somit einen wichtigen Baustein dar, um sozialen Ängsten entgegenzuwirken und positive Erlebnisse zu generieren.

2. Positive Erlebnisse schaffen

Die Zielgruppe des Konzepts sind Menschen, die von einer Einschränkung in der Teilhabe am gesellschaftlichen Leben betroffen sind. Bei den Betroffenen ist davon auszugehen, dass sie bereits mehrere negative Erfahrungen in sozialen Situationen gemacht haben. Lischka (2009) beschreibt, dass sich Betroffene zurückziehen und Aktivitäten im sozialen Kontext meiden, aus Angst erneut abgelehnt zu werden. Dieser soziale Rückzug führe dazu, dass soziale Ängste und die Verschlechterung des allgemeinen Gesundheitszustandes zunehmend größer werden. Durch die gegenseitige Verstärkung von sozialem Rückzug, Ängsten und dem verschlechterten Gesundheitszustand entsteht eine Negativspirale, die es zu unterbrechen gilt.

Im ZEPS haben die Teilnehmer*innen die Möglichkeit, positive soziale Erlebnisse innerhalb der Gruppe zu erfahren. Dadurch können soziale Ängste reduziert werden, indem negativ besetzte Situationen (aufgrund schlechter Erfahrungen) positiv erlebt werden. Blaser Csontos und Csontos (2014) argumentieren, dass nach jeder Handlung Gefühle und Befindlichkeiten in Verbindung mit den Erlebnissen im Gedächtnis abgespeichert werden. Baer und Schotte-Lange (2017) beschreiben dieses Gedächtnis als Leibgedächtnis. Im Grunde genommen geht es darum, dass nach einer sozialen Interaktion zum Beispiel „Wohlbefinden" oder „Unwohlsein" im Körper gespeichert werden und zukünftiges Verhalten durch diese Erfahrungen beeinflusst wird.
Im Hinblick auf Klient*innen bedeutet das, dass durch jede positive Erfahrung in der Gruppe, Schutzfaktoren (Resilienz) und Selbstbewusstsein für ähnliche Situationen gewonnen werden können, die ihnen im Alltag nach dem Rehabilitations- oder Krankenhausaufenthalt begegnen. Deshalb kann soziale Partizipation durch das Erleben von positiven sozialen Aktivitäten gefördert werden.

3. Selbstwirksamkeitserfahrung ermöglichen

Die Überzeugung „selbst wirksam zu sein" ist grundlegend, um Handlungsfähigkeit zu entwickeln. Nur die Person, die Selbstwirksamkeit erlebt hat und davon überzeugt ist, dass sie das schafft, kann Aufgaben selbstständig bewältigen, die die jeweilige soziale Rolle mit sich bringt. Selbstwirksamkeit gilt daher als Grundvoraussetzung für die Ausführung sozialer Handlungsrollen (Blaser Csontos & Csontos, 2014) und die damit verbundenen sozialen Aktivitäten. Nach Blaser Csontos und Csontos beeinflusse die Überzeugung, selbst wirksam zu sein, die psychische Gesundheit eines Menschen nachweislich positiv und führe zu Motivation und Mut in Bezug auf eine soziale Interaktion. Zusammenfassend bedeutet das, dass Selbstwirksamkeit die Basis für motivationale Entwicklung ist.

In der ZEPS-Gruppe wird den Klient*innen ein Raum erschaffen, in dem sie durch das Erfahren von positiven sozialen Aktivitäten ihre Selbstwirksamkeit ohne Druck erleben und dadurch ihr Selbstvertrauen im sozialen Kontext stärken können. Selbstwirksamkeit, wie auch Wohlbefinden, wird durch ein

Gruppentherapie-Setting statistisch signifikant mehr gefördert als in einer Einzeltherapie (Toledano-González et al., 2018).

4. Empowerment ermöglichen

Selbstbestimmung und Autonomie eines Menschen sind wichtige Grundsteine, um „Perspektiven schaffen" zu können. Daher ist es essentiell, im Rahmen von ZEPS-Gruppen Empowerment zu ermöglichen. Damit ist gemeint, Selbstbestimmung nach eigenen Wünschen und Bedürfnissen äußern zu können, zu interagieren und auch umzusetzen. Amering und Schmolke (2012) sprechen von Empowerment als dem Motor des Recovery-Prozesses. Recovery wird definiert als „[...] ein Prozess von persönlichem Wachstum und Entwicklung, in dem Betroffene die persönlichen, sozialen und gesellschaftlichen Folgen einer psychischen Erkrankung überwinden und zurück zu einem erfüllten, sinnhaften und selbst bestimmten Leben finden und einen positiven Beitrag zur Gesellschaft leisten können" (Schrank & Amering, 2007, S. 45).

Wichtig hierbei ist, Empowerment als therapeutische Arbeitshaltung zu verstehen. Diese professionelle Haltung bedeutet, nicht die Klient*innen, sondern die Ergotherapeut*innen tragen die Verantwortung für die Entwicklungs- und Gestaltungsmöglichkeit. Im ZEPS sollen Ergotherapeut*innen, angelehnt an Lenz und Stark (2002), einen Raum schaffen, in dem es *möglich* ist, Kompetenzen zu entwickeln und mitzugestalten. Empowerment ist somit nicht ein individueller Auftrag an die Klient*innen, sondern die Erschaffung des Raums für potenziellen Kompetenzerwerb. Dadurch wird die freiwillige, druckfreie Teilnahme an der Gruppe gewährleistet. Das beinhaltet auch, dass keine negative oder überhaupt keine Bewertung durch die Ergotherapeut*innen erfolgt. Diese negative Bewertung könnte entstehen, wenn die Klient*innen aus eigener Entscheidung nicht an der Therapie oder zurückhaltend an der Gruppe teilnehmen. Hinsichtlich sozialer Partizipation ist nach ZEPS dieser vermeintlich geringe Kompetenzerwerb des/der Klient*in nicht als *incompliant* oder als Widerstand zu beurteilen, sondern als selbstbestimmter Grad an sozialer Involviertheit *(siehe Kapitel 3.1)*. Empowerment kann entstehen, wenn Ergotherapeut*innen einen Erfahrungsraum ermöglichen, in dem offene Prozesse angestoßen und eigene Perspektiven geschaffen werden können.

5. Hoffnung und Glaube an Veränderung schaffen

Hoffnung (Hammell, 2020) und der Glaube an eine mögliche Veränderung (Schrank & Amering, 2007) sind der Beginn des „Recovery-Prozesses" und somit des Genesungsprozesses. Sie halten diesen aufrecht. Das Festsetzen von Zielen und der Glaube daran, diese zu erreichen, dienen quasi als Motor für die Motivation im therapeutischen Prozess. Das greift das ZEPS auf, indem innerhalb der ZEPS-Gruppe soziale Bedürfnisse sowie bestehende Ressourcen erkannt werden sollen (Was ist mir wichtig? Was habe ich? Was wünsche ich mir?). Somit werden eine Perspektive und Handlungsziele für die Zukunft geschaffen.

3.3 Grundprinzipien

Damit in der Ergotherapie die Ziele „**Z**ugehörigkeit **e**rleben" und „**P**erspektiven **s**chaffen" erfolgreich verfolgt werden können, sind **drei Grundprinzipien** notwendig, die gleichzeitig die therapeutische Haltung im ZEPS-Konzept ausmachen.

Selbstbestimmung

Natürlichkeit

Druckfreiheit

3.3.1 Selbstbestimmung

Die ZEPS-Gruppe soll von den Klient*innen als Angebot und nicht als Pflichttermin wahrgenommen werden. Für die Wahrnehmung sozialer Partizipation als Bedürfnis ist es essentiell, das Prinzip der Freiwilligkeit einzuhalten. Das gelingt beispielsweise, indem der/die Ergotherapeut*in die Klient*innen persönlich zur Gruppe einlädt. Ob sich dann die Klient*innen für oder gegen eine Teilnahme entscheiden, bleibt jedoch jedem/jeder Klient*in selbst überlassen.

Während der ZEPS-Gruppe ist es den Teilnehmer*innen durch die Anwendung von unterschiedlichen Methoden durch den/die Ergotherapeut*in *(Kapitel 3.4)* selbst überlassen, in welcher Form und vor allem wie intensiv sie sich in das Gruppengeschehen einbringen. Das bedeutet, dass alle Teilnehmer*innen zu jedem Zeitpunkt die Intensität der eigenen sozialen Partizipation, je nach Wohlbefinden, verändern und somit die eigene Teilhabe an der Gruppe selbst bestimmen können. Sie dürfen daher auch jederzeit die Gruppe verlassen.

3.3.2 Natürlichkeit

Die Natürlichkeit bezieht sich einerseits auf die Gruppenaktivität und das dazugehörige Setting, andererseits auf das Verhalten und die Rolle des/der Ergotherapeut*in. Damit so alltagsnah wie möglich gearbeitet werden kann, braucht es Natürlichkeit. Dadurch werden die Erlebnisse in der Gruppe Situationen im Alltag ähnlicher. Ein späterer Transfer von persönlichen Strategien, Herangehensweisen, Emotionen und Sicherheit im Hinblick auf soziale Partizipation wird erleichtert. Die Klient*innen können somit durch die Teilnahme an der Gruppe besser im eigenen Alltag profitieren.
Bei den ausgewählten Gruppeninterventionen soll es sich um soziale Aktivitäten handeln, die im gesellschaftlichen Leben typischerweise vorkommen und üblich sind, wie etwa Freizeitbeschäftigungen, gemeinsames Essen oder Feste feiern etc. Diese Aktivitäten sollen in einer Umgebung stattfinden, in der man sie auch außerhalb des klinischen Settings durchführen würde – sofern dies möglich ist (Fisher, 2009).

Die Natürlichkeit im Verhalten des/der Ergotherapeut*in beginnt schon mit der Einladung zur Gruppe. Außerhalb des klinischen Settings gilt es als selbstverständlich, dass die Person, die einlädt, auch die Gastgeber*innen-Rolle übernimmt. Der/Die Ergotherapeut*in lädt ein, daher nimmt er/sie in der ZEPS-Gruppe auch diese Rolle ein. Das heißt, er/sie verhält sich auch wie ein/eine Gastgeber*in. Seine/Ihre Aufgabe ist es, die Teilnehmenden zu empfangen, die Aktivitäten zu koordinieren sowie unterstützend einzugreifen, sollte ein/eine Teilnehmer*in Gefahr laufen, in eine negative bzw. überfordernde Situation zu geraten *(siehe Methoden in Kapitel 3.4: Klient*innen anleiten, um Druck zu reduzieren* und *Übernahme von Handlungsschritten*). Er/Sie übernimmt dadurch eine leitende Rolle, jedoch nicht – wie oft bei anderen Gruppen – indem er/sie Arbeiten verteilt und aktives Handeln verlangt, sondern durch die Haltung, dass Aktivität erfolgt, unabhängig davon, wer von den Anwesenden dazu etwas beiträgt. Diese Haltung ist uns im Alltag vertraut, allerdings kommt sie unserer Erfahrung nach selten im therapeutischen Setting vor. Ein Alltagsbeispiel zu dieser Haltung wäre die archetypische Großmutter, die die Nachbarskinder zur Jause einlädt: Die Großmutter bereitet die Jause zu, schneidet das Brot und die Wurst und macht Tee für alle. Möglicherweise werden die Nachbarskinder durch die Aktivität selbst dazu angeregt mitzuhelfen, aber die Großmutter verlangt es nicht von ihnen. Sie denkt sich: „Es ist gut, dass sie da sind." Therapeutisch bedeutet das, dass der/die Ergotherapeut*in die Aktivität selbst startet sowie antizipiert, wenn Aktivitätsschritte überfordern und von der Gruppe nicht durchgeführt werden, bevor durch den Moment des Stillstands Druck entsteht. Dann übernimmt er/sie, wie selbstverständlich, diese Handlungsschritte. Es bedeutet allerdings auch, sich genau dort zurückzuhalten, wo man sonst oftmals als Ergotherapeut*in eingreift (siehe Kapitel 3.4).

Abgesehen davon nimmt der/die Ergotherapeut*in genauso an der sozialen Aktivität teil wie alle anderen Teilnehmer*innen auch. Die soziale Aktivität soll so normal und natürlich wie möglich ablaufen, so wie man es auch aus seinem Privatleben kennt, mit dem einzigen Unterschied, dass der/die Ergotherapeut*in darauf abzielt, jedem/jeder Teilnehmer*in zu einem positiven sozialen Erlebnis zu verhelfen.

3.3.3 Druckfreiheit

Damit soziale Partizipation als positiv wahrgenommen werden kann, ist es insbesondere bei Menschen mit einer niedrigen Motivation und geringen Partizipation notwendig, Druck und Überforderung der Teilnehmenden zu vermeiden (de las Heras et al., 2003, 2019). Der/Die Therapeut*in respektiert und toleriert jeden Grad der sozialen Teilhabe, den jeder/jede Klient*in je nach aktuellem Wohlbefinden innerhalb der Gruppe für sich einnimmt, egal wie passiv oder aktiv dies sein mag. Die Intervention wird so adaptiert, dass sie den Bedürfnissen der Klient*innen gerecht wird. Das bedeutet, dass Therapiesituationen kreiert werden, in denen nichts von den Klient*innen verlangt, aber viel ermöglicht wird. Das zeigt sich bereits daran, dass alle Teilnehmer*innen freiwillig einer Einladung folgen. Ebenso findet die angekündigte Aktivität (z.B. eine Kaffee-, Advent- oder Freizeitrunde) statt, unabhängig davon, welchen Beitrag der/die jeweilige Teilnehmer*in dazu leistet. In Anlehnung an den Remotivation Process (de las Heras et al., 2003) kann so das Risiko eines Fehlschlags bei Menschen, die mit nur wenig Motivation mit der Umwelt interagieren, reduziert werden und die Motivation für selbst initiierte Handlungen im sozialen Kontext gesteigert werden.

3.4 Methoden

Um die oben beschriebenen Grundprinzipien Natürlichkeit, Druckfreiheit und Selbstbestimmung zu erreichen, ist es notwendig, folgende Methoden anzuwenden:

3.4.1 Natürliches Setting (Betätigungsorientierung und Alltagsnähe)

Evidenzen bestätigen, dass die Alltagsnähe während der Therapie den Transfer erlernter Fertigkeiten und entwickelter Strategien in das alltägliche Leben erleichtert (Albisser et al., 2011; Gibson et al., 2011; Gühne et al., 2012; Pruschmann, 2014). Das natürliche Setting spielt eine große Rolle im ZEPS-Konzept.

Wie bereits beschrieben, sollen einerseits die ausgewählten sozialen Aktivitäten aus dem Leben der Teilnehmer*innen stammen, andererseits soll die Raumgestaltung möglichst alltagsnah wie die Aktivität selbst sein. Die Wahrscheinlichkeit, dass die Teilnehmer*innen in ihrem Alltag vergleichbaren sozialen Szenarien begegnen, die sie aus der ZEPS-Gruppe kennen, ist auf diese Weise deutlich erhöht.

Dies klingt vermutlich sehr nachvollziehbar, doch in der Umsetzung stellt sich diese Aufgabe als herausfordernd dar. Denn das Setting, in welchem die ZEPS-Gruppe stattfindet, ist oft ein klinisches (z.B. ein Krankenhaus) und somit keines, in dem soziale Aktivitäten gesunder Menschen üblicherweise vonstattengehen. Es ist daher besonders wichtig, neben der Wahl der Aktivität auf die Wahl der Räumlichkeit bzw. auf die Raumgestaltung zu achten. Empfehlenswert ist es, die ZEPS-Gruppe in gemütlicher Atmosphäre, z.B. in Therapieküchen, Freizeit- oder Ruheräumen oder im Klinik-Café, durchzuführen. Die ZEPS-Gruppe soll sich auch von den anderen Therapieangeboten wie zum Beispiel der Handwerk-, Koch- oder kognitiven Fördergruppe abheben. Dabei können kleine Veränderungen wie ein Tischtuch, leise Musik im Hintergrund oder ein Blumenstrauß auf dem Tisch hilfreich sein.

3.4.2 Natürliche und druckfreie Sprache

Um den Gesprächen in der Gruppe Natürlichkeit zu verleihen, empfiehlt es sich, einen lockeren und klient*innenzentrierten Sprachstil zu wählen. Es trägt positiv zu einer angenehmen Atmosphäre bei, den sozialen Sprachgebrauch der Klient*innen zu verwenden. Unter der Voraussetzung, dass diese Sprache für den/die Ergotherapeut*in selbst authentisch ist. Wichtig dabei ist jedoch, den Sprachstil nicht künstlich zu imitieren. Das bedeutet, dass gegebenenfalls die Verwendung von Dialekt oder Jugendsprache willkommen ist. Professionelle Sprache bedeutet nicht, in Schriftsprache zu reden, sondern die Klient*innen sprachlich zu erreichen.

Neben der Sprechweise ist die Gesprächsführung im ZEPS ein bedeutendes Thema. Denn innerhalb einer sozialen Interaktion können viele Erwartungen an das Gegenüber gestellt werden, welche die Gefahr einer Überforderung mit sich bringen. Dies gilt es zu vermeiden. Im Nachfolgenden werden dafür einige Beispiele genannt.

In vielen Gruppen ist es als Gruppenleitung eine übliche Methode, Fragen zu stellen, um ein Gespräch zu beginnen. Eine Fragestellung geht jedoch mit der Erwartung einer Antwort einher. Meldet sich niemand zu Wort, folgt ein unangenehmes Schweigen und der Druck auf die einzelnen Teilnehmer*innen steigt. In der ZEPS-Gesprächsführung ist das Wichtigste, dass der/die Ergotherapeut*in nicht in eine „Interviewtechnik" verfällt, sondern selbst erzählerische Inputs einbringt, um Gespräche zu initiieren. Anstatt zu fragen: *„Wie haben Sie Ihr Wochenende verbracht?"*, ist es druckfreier und anregender für die Klient*innen, das Gespräch mit einer Formulierung wie *„Am Wochenende ist mir etwas passiert, das muss ich Ihnen erzählen (...)"* zu beginnen. Die Klient*innen haben anschließend die Möglichkeit, selbstbestimmt verbal oder auch nur nonverbal (z. B. durch ein zustimmendes Kopfnicken) auf das Gesagte zu reagieren und somit in das Gespräch einzusteigen. Fragen, die den Klient*innen im Kontext des fortlaufenden Gespräches gestellt werden, wirken natürlich: *„Hat jemand von Ihnen schon mal eine ähnliche Erfahrung gemacht?"* Wir haben beobachtet, dass Gespräche auf diese Weise flüssiger und lockerer geführt werden als mit der klassischen Interviewtechnik. Entsteht durch den erzählerischen Input kein Gespräch, erzählt der/die Ergotherapeut*in einfach weiter oder trinkt eine Tasse Tee.

Die Klient*innen sollen während der ZEPS-Gruppe stets selbst entscheiden können, ob und in welcher Form sie sich in das Gespräch bzw. in die Aktivität einbringen. Das ist eine Voraussetzung, um Menschen mit niedriger sozialer Partizipation positive Erlebnisse zu ermöglichen. Die Klient*innen erleben die Gruppe im besten Fall als „nettes Beisammensein" und sollen keine Arbeitsaufträge durchführen, die nicht selbstbestimmt angenommen wurden.

Wie ist es jetzt aber möglich, den Teilnehmer*innen während einer gemeinsamen Aktivität Struktur zu vermitteln, ohne Druck zu erzeugen? Bedenken Sie, dass Strukturlosigkeit auch zu Überforderung führen kann. Ohne Struktur ist für die Klient*innen nicht klar, wie sie sich verhalten oder was sie tun sollen.

Sätze wie: *„Herr Wagner, stellen Sie für alle ein Glas auf den Tisch"* oder *„Frau Meier, wären Sie so nett und würden 10 Stück Servietten falten?"* vermitteln zwar Klarheit, sind jedoch nicht druckfrei, sondern eine Aufforderung, etwas zu tun. Eine Aufforderung kann zu Überforderung führen mit der Folge, dass sich Klient*innen sozial zurückziehen oder unwohl fühlen. Aus diesem Grund sollen Ergotherapeut*innen Sätze wie diese in der Regel vermeiden. Ausschlaggebend für eine druckfreie Sprache ist es, Handlungsmöglichkeiten zu verbalisieren, ohne dabei Erwartungen in den Raum zu stellen. In der Praxis kann das so aussehen: *„Ich werde schon einmal Gläser und Servietten vorbereiten, wer möchte, kann es sich bereits gemütlich machen, wer Lust hat, kann sich mir beim Vorbereiten anschließen."*

Diese Aussage verdeutlicht, dass sich die Klient*innen beteiligen oder hinsetzen können. Würde der/die Ergotherapeut*in einfach mit den Vorbereitungen beginnen, ohne den Teilnehmer*innen vorher Klarheit über die Situation zu vermitteln, wären die Klient*innen vielleicht irritiert. Ihre Rolle und das damit in Verbindung stehende Verhalten wären nicht klar definiert, unausgesprochene Erwartungen würden vermutet werden und die Klient*innen wüssten nicht, wie sie sich verhalten können. Dies würde wiederum ihre Unsicherheit steigern. Ein klar formulierter Satz, der aktives und passives Verhalten legitimiert, bietet dagegen Sicherheit und steigert das Wohlbefinden.

Wichtig zu bedenken:
Möglichst druckfrei zu arbeiten bedeutet nicht, dass Klient*innen innerhalb der ZEPS-Gruppe nicht direkt angesprochen werden dürfen! Direkte Fragestellungen wie: *„Frau Meier, schmeckt Ihnen der Kaffee heute besser als beim letzten Mal?"* oder auch: *„Herr Huber, würden Sie mir den Zucker reichen?"* – sind natürlich erlaubt und in manchen Situationen sogar notwendig, um den Teilnehmer*innen Aufmerksamkeit zu schenken, sie wahrzunehmen und wertzuschätzen.

Es bedarf des Feingefühls sowie der Empathie des/der Ergotherapeut*in, um einzuschätzen, ob die direkte Ansprache den/die Klient*in in der sozialen Interaktion überfordert oder fördert. Wichtig ist, sich den Erwartungen sowie der dazugehörigen sozialen Anforderung, die Sprache und Formulierungen mit sich bringen, bewusst zu sein und sie gezielt einzusetzen.

Ein weiteres Beispiel für druckfreie Sprache:
Der Ergotherapeut trifft Herrn Pappel auf dem Gang, er lädt ihn mit folgenden Worten zur heutigen ZEPS-Gruppe ein: *„Heute findet eine Kaffee-Runde statt. Gerne können Sie kommen."* Der Therapeut vermittelt Herrn Pappel damit, dass die Aktivität heute stattfindet, unabhängig davon, ob er kommt oder ob er einen Beitrag dazu leistet.
Anders wäre es gewesen, wenn ihn der Ergotherapeut mit diesen Worten eingeladen hätte: *„Heute Nachmittag kochen wir Kaffee und essen Kuchen. Ich würde mich sehr freuen, wenn Sie kommen!"* In dieser Aussage stecken viele Erwartungen. Herr Pappel könnte sich fragen oder denken: *„Muss ich den Kaffee kochen?", „Ich möchte aber keinen Kuchen essen!", „Wir? – gehöre ich dazu? Wird etwa erwartet, dass ich komme?" „Er freut sich? – Ist er enttäuscht von mir, wenn ich nicht komme?"* In der Einladung *„Heute findet eine Kaffee-Runde statt. Gerne können Sie kommen."* sind hingegen diese Erwartungen nicht versteckt. Mithilfe druckfreier Sprache

können unausgesprochene Erwartungen oder Unsicherheit beim Gegenüber zwar nicht vermieden, jedoch deutlich reduziert werden.

3.4.3 Klient*innen anleiten, um Druck zu reduzieren

Wie gerade beschrieben, gelten direkte Ansprachen oder erteilte Arbeitsaufträge nicht als druckfrei, da eine Reaktion erwartet wird. Es ist jedoch wichtig, die Bedürfnisse der Klient*innen wahrzunehmen und entsprechend darauf zu reagieren. Denn manchmal ist es für Menschen überfordernd, wenn sie sehr viel selbst bestimmen sollen. Vor allem dann, wenn die Person wenig von der eigenen Selbstwirksamkeit überzeugt ist. Deshalb müssen mitunter Aufgaben den Klient*innen direkt zugeteilt werden, um Druck zu reduzieren. Zum Beispiel kann es sein, dass ein/eine Ergotherapeut*in während der Gruppe bemerkt, dass ein/eine Klient*in sich zunehmend zurückzieht und vielleicht sogar nervös wird. In diesem Fall besteht Handlungsbedarf seitens des/der Ergotherapeut*in. Er/Sie geht direkt auf den/die Klient*in zu und bietet Struktur in Form einer unterstützenden Aufgabe, die zur Gruppenaktivität beiträgt. Der/Die Klient*in kann die Aufgabe annehmen, ist Teil der Aktivität, kann einen nützlichen Beitrag leisten – und das unangenehme Gefühl „sich nicht in die Gruppe einfügen zu können" schwindet.

Auch dazu ein Beispiel:

Das heutige Thema der ZEPS-Gruppe ist „Kino" – ein Kurzfilm wird ausgesucht und dann gemeinsam angesehen. Die Teilnehmenden diskutieren zu Beginn der Gruppe über die Filmauswahl, die der Ergotherapeut vorbereitet hat. Frau Miller ist von dem Durcheinandersprechen der Gruppe sichtlich gestresst und versucht sich zu distanzieren. Dies gelingt ihr jedoch nicht, da die anderen Teilnehmenden wiederholt versuchen, sie in das Gespräch mit einzubeziehen und nach ihrer Meinung zu fragen. Frau Miller wird zunehmend unruhiger. Um dem entgegenzuwirken, beginnt der Ergotherapeut Popcorn für den Film vorzubereiten und bittet Frau Miller gezielt um ihre Hilfe: *„Frau Miller, können Sie mir vielleicht mit dem Popcorn behilflich sein?"* Frau Miller wirkt erleichtert und unterstützt den Therapeuten, indem sie auf dessen Bitte eine große Schüssel für das Popcorn sucht. Während die Knabbereien vorbereitet werden, treffen die anderen Teilnehmer*innen die Filmauswahl, die nun gemeinsam angesehen werden kann.

3.4.4 Wortmeldungen der Teilnehmer*innen wertschätzen

Ein Gespräch wird umso erfolgreicher, je mehr sich der/die Andere verstanden fühlt. Somit ist es wichtig, das Gesagte der Teilnehmenden zu bestärken, um ein Gefühl von Wertschätzung zu vermitteln. Diese positive Bestärkung kann Mut zur Interaktion auslösen. Mit der Gesprächstechnik des „aktiven Zuhörens" gelingt dies ebenso wie mit der Wiederholung des bereits Gesagten in anderen Worten, was auch Paraphrasieren genannt wird.

Ein Beispiel aus der Praxis:

Frau Meier äußert sich: *„Der Kuchen schmeckt gut."* Die Ergotherapeutin paraphrasiert und bestärkt Frau Meier mit den Worten: *„Ja, der Kuchen schmeckt wirklich gut."* Frau Meier fühlt sich gehört und bestätigt. Auf der Gefühlsebene führt diese Art der Reaktion zu mehr Wertschätzung als ein einfaches *„Da haben Sie recht."*

Prinzipiell werden im ZEPS alle Teilnehmenden als Peers verstanden und stellen somit Ressourcen für die anderen Teilnehmenden dar. Ein Peer ist in diesem Zusammenhang ein/eine unterstützende/r Gleichgestellte*r, ein/eine Ebenbürtige*r. Die Teilnehmenden werden durch die Übernahme von Handlungsschritten bei einer gemeinsamen Aktivität in Ansatz 1 zu Vorbildern für andere. In Ansatz 2 (Perspektiven schaffen) wird die gegenseitige Peer-Unterstützung noch deutlicher. Sie berichten sich von ihren eigenen Erfahrungen in verschiedenen Handlungsrollen, geben Tipps und unterstützen bei der Planung von Veränderung. Sowohl Klient*innen als auch der/die Ergotherapeut*in können die Rolle des/der Unterstützer*in einnehmen und sind sich in dieser Rolle ebenbürtig. Unserer Erfahrung nach wird das durch eine veränderte Einstellung des/der Ergotherapeut*in zur eigenen therapeutischen Haltung möglich.

3.4.5 Stummer Impuls

Stumme Impulse sind Gegenstände, die für eine Aktivität förderlich sind oder gebraucht werden und durch ihre alleinige Anwesenheit zum Aktivwerden auffordern, wie zum Beispiel das Bereitstellen von Tassen für eine Kaffeerunde. Diese Impulse können von dem/der Ergotherapeut*in gesetzt werden, um die Teilnehmenden druckfrei dazu anzuregen, eine Tätigkeit zu beginnen.

Stumme Impulse können entweder passiv sein oder aktiv gesetzt werden. Passiv bedeutet, die Gegenstände liegen schon vor Beginn der Gruppe auf ihrem Platz. Zum Beispiel ein Blumenstrauß, der den Tisch schmückt, sonstige

Dekoration, Zeitschriften, die bereitgelegt wurden etc. Diese Gegenstände können die Teilnehmer*innen zu einem Gespräch (Small Talk) anregen und gelten daher als Unterstützung für soziale Interaktion.

Aktive stumme Impulse motivieren vor allem zur Initiierung eines Handlungsschrittes. Der/Die Ergotherapeut*in setzt den stummen Impuls, um die Klient*innen anzuregen, an der Aktivität zu partizipieren. Zum Beispiel regt das Auflegen von Bildkarten an, sich diese anzusehen; das Bereitlegen von Stiften regt an, etwas aufzuschreiben; ein Stapel Teller, der von dem/der Ergotherapeut*in in der Kaffeerunde auf den Tisch gestellt wird, fordert zum Austeilen auf. Zu beachten ist, dass der/die Ergotherapeut*in nach dem gesetzten Impuls wartet, ob die Gruppenteilnehmer*innen darauf reagieren. Wichtig ist, dass das „Abwarten und Beobachten" beiläufig erfolgt, während der/die Ergotherapeut*in seine/ihre Aktivität durch einen anderen Teilschritt fortsetzt. Ansonsten würde man durch eine schweigende Beobachtung große Erwartungen in den Raum stellen, die Klient*innen womöglich irritieren und im Endeffekt Druck zum Handeln aufbauen. Reagieren die Klient*innen nicht auf den Impuls, reagiert der/die Ergotherapeut*in, indem er/sie die Aktivität selbst ausführt oder zumindest damit beginnt. Oft werden Teilnehmer*innen durch diesen Aktivitätsstart/durch stumme Impulse intrinsisch motiviert „mitzumachen" und beteiligen sich ohne direkte Aufforderung an der gemeinsamen Handlung. Diese Methode dient dazu, druckfrei Handlungsmöglichkeiten bereitzustellen und dadurch Selbstwirksamkeitserfahrungen zu ermöglichen.

In der Praxis sieht das so aus:
Es findet eine ZEPS-Kaffeerunde statt. Der Ergotherapeut beginnt den Tisch für die Kaffeerunde zu decken. Er holt einen Stapel Teller aus dem Schrank und bringt ihn zum Tisch, an dem die Gruppenteilnehmer*innen sitzen. Er stellt die Teller ab und geht zurück in die Küche, um die Tassen zu holen. Der Stapel Teller ist der stumme Impuls, der zum Handeln auffordert. Daraufhin werden die Teilnehmer*innen aktiv und beginnen die Teller auszuteilen.
Anmerkung: Hätten sich die Teilnehmenden nicht aktiv beteiligt, hätte der Ergotherapeut die Aufgabe selbst zu Ende geführt, nachdem er das restliche Geschirr geholt hat.

Ein weiteres Beispiel aus der Praxis:
Zum Thema „sich etwas Gutes tun" findet eine ZEPS-„Wellness"-Gruppe statt. Die Ergotherapeutin bringt als stummen Impuls einen Korb mit Cremes und Düften zum Tisch, an dem die Klient*innen sitzen. Sie erklärt, dass sie einige Produkte zum Ausprobieren mitgebracht habe, da es

wichtig sei, sich selbst etwas Gutes zu tun. Die Klient*innen hören zu und werfen einen Blick auf die Produkte, verweilen jedoch in einer passiven Beobachter*innen-Rolle. Die Ergotherapeutin wartet kurz ab, greift dann zu den Handcremes und beginnt sich die Hände einzucremen. Währenddessen erzählt sie, dass sie in der kalten Jahreszeit zu trockenen Händen neige und außerdem den Duft dieser Handcreme als angenehm empfinde. Am Ende ihres Monologes stellt sie die Frage: *„Vielleicht mögen Sie das auch? Den Geruch einer guten Handcreme?"* Es entsteht ein Gespräch zwischen den Gruppenteilnehmer*innen. Einige Klient*innen kennen das Problem und nicken zustimmend. Ein Klient greift zur Creme und riecht daran, anschließend reicht er das Produkt an seine Sitznachbarin weiter, die ebenfalls daran riecht.

3.4.6 Übernahme von Handlungsschritten

Die Übernahme von Handlungsschritten durch den/die Ergotherapeut*in ist ein wesentliches Prinzip im ZEPS-Gruppenkonzept, um Druckfreiheit zu erreichen. Um die Ausführung der Aktivität aufrechtzuerhalten, ist es sehr häufig notwendig, Teilschritte selbst zu übernehmen. Da der/die Ergotherapeut*in zur Gruppe eingeladen hat, obliegt ihm/ihr die Rolle der/des Gastgeber*in. Somit ist es auch notwendig, ganz natürlich in dieser Funktion Handlungsausführungen zu übernehmen und das Geschehen zu koordinieren.

Dabei gilt jedoch immer: Der/Die Ergotherapeut*in soll so viel Unterstützung bieten, wie die Situation bzw. die Gruppe benötigt, um die Aktivität am Laufen zu halten und den Teilnehmenden Sicherheit zu bieten. Aber er/sie soll gleichzeitig so wenig Handlungsschritte wie möglich selbst übernehmen, um den Klient*innen eigenständiges Handeln zu ermöglichen und sie zur Selbstübernahme anzuregen (z.B. durch das Setzen von stummen Impulsen).

Beispiel aus der Praxis:

In der ZEPS-Kaffeerunde ist der Tisch bereits gedeckt und Kaffee, Tee, Wasser und Kuchen stehen als stumme Impulse bereit. Der Ergotherapeut eröffnet die Aktivität mit dem Satz: *„Kuchen und Getränke stehen bereit, wer möchte, kann sich gerne bedienen."* Alle Teilnehmenden warten ab, niemand greift zu. Der Ergotherapeut setzt fort: *„Ich trinke Kaffee."* Er greift zur Kanne, schenkt sich ein und fragt, ob noch jemand eine Tasse haben möchte. Der Ergotherapeut beginnt die Teilnehmenden mit Getränken zu versorgen. Er fungiert somit auf natürliche Weise als Gastgeber und übernimmt gleichzeitig einen wichtigen Handlungsschritt der Kaffeerunde.

Einige Teilnehmer*innen haben nun Kaffee, Tee oder ein Glas Wasser vor sich stehen. Der Ergotherapeut beobachtet, dass Herr Yilmaz einen suchenden Blick über den Tisch wirft. Er schaut auf den Zucker, den er soeben am anderen Ende des Tisches entdeckt hat. Der Ergotherapeut wartet kurz ab und unterstützt dann den Klienten, da sich dieser offensichtlich nicht nach dem Zucker zu fragen traut. *„Benötigt jemand Zucker? Herr Yilmaz, Sie vielleicht?"* Herr Yilmaz nickt dem Therapeuten dankend zu, nimmt den Zucker entgegen und genießt nun seinen Kaffee so, wie er ihn mag, während er dem Tischgespräch zuhört.

3.4.7 Bedürfnisse aufgreifen und multiprofessionelle Zusammenarbeit

Wie kann durch die ZEPS-Gruppe ein individueller Veränderungswunsch der Klient*innen in den gesamten Behandlungsplan aufgenommen werden? Die in der Gruppe gewonnenen Erkenntnisse und das anschließende Aufgreifen der Bedürfnisse des/der Klient*in im Einzelsetting ermöglichen die individuelle Förderung. Aufgrund der natürlichen und druckfreien Atmosphäre innerhalb der ZEPS-Gruppe gelingt es auch den Teilnehmenden, sich natürlicher und lockerer zu zeigen. Durch das gemeinsame Tun ist es dem/der Ergotherapeut*in möglich, einen konkreten Unterstützungsbedarf hinsichtlich sozialer Partizipation zu erheben, ohne dass sich die Teilnehmenden einer offensichtlichen Begutachtung oder einer direkten Befragung aussetzen müssen.

Diese Einblicke thematisiert der/die Ergotherapeut*in nicht in der Gruppe, sondern bespricht sie bei Bedarf im Einzelsetting mit dem/der Klient*in. Dadurch können individuelle Zielsetzungen und persönliche Lösungsstrategien der Klient*innen aus dem Gruppensetting herausgelöst werden und die Druckfreiheit der sozialen Aktivität bleibt im Gruppengeschehen bestehen.

Wichtig ist diesbezüglich anzumerken, dass die Themenbereiche der in der ZEPS-Gruppe aufkommenden Bedürfnisse von Klient*innen, wie zum Beispiel *„wieder arbeiten zu gehen"*, *„Unterstützung im Haushalt zu bekommen"*, *„Mitglied in einem Verein zu werden"*, *„mehr Kontakt mit der Familie zu haben"* etc., oft neben der Ergotherapie auch die Expertise anderer Professionen ist. Deshalb ist die multiprofessionelle Zusammenarbeit enorm wichtig in der Arbeit mit den Klient*innen und somit auch im ZEPS-Konzept. Erst die interdisziplinäre Zusammenarbeit ermöglicht es, gemeinsam mit Klient*innen eine nachhaltige Veränderung im Alltag zu erreichen.

Auch hierfür ein Beispiel aus der Praxis:
Frau Gustav ist eine Langzeitklientin. Sie wohnt bereits seit drei Jahren in einem geriatrischen Pflegewohnheim. Dort lebt sie sehr zurückgezogen und leidet unter einer Antriebslosigkeit.
Viele Gesundheits- und Krankenpfleger*innen sowie Therapeut*innen waren bereits bemüht, Frau Gustavs Interesse für diverse Aktivitäten zu wecken. Sie ist jedoch nicht in der Lage, zu benennen, was ihr Freude bereitet. Mithilfe der Interessen-Checkliste des Model of Human Occupation (MOHO) konnten zwar einige Interessen (wie z.B. wandern, malen, kochen) erhoben werden, jedoch kein Interesse, von dem sich Frau Gustav vorstellen kann, diesem auch wieder nachzugehen.
Als eine Teilnehmerin in einer ZEPS-Gruppe stolz Handyfotos von der Hündin ihrer Tochter präsentiert, zeigt sich Frau Gustav sehr angetan. Es scheint, als hätte Frau Gustav ein Herz für Tiere. Im Einzelsetting berichtet ihr die Ergotherapeutin von der Möglichkeit einer tiergestützten Therapie. Die Dame zeigt sich interessiert und bereit, dies auszuprobieren. Die Ergotherapeutin informiert die Wohnbereichsleitung im Zuge der interdisziplinären Teamsitzung über diese Unterhaltung. Frau Gustav wird zur Tiertherapie eingeteilt und zeigt erstmalig Freude in einer therapeutischen Einheit.

4 Zugehörigkeit erleben und Perspektiven schaffen – eine Schritt-für-Schritt-Anleitung

Dieses Kapitel ist das zweite Hands-on-Kapitel dieses Buches und erklärt Schritt für Schritt, wie bei einer ZEPS-Gruppe vorzugehen ist. Es werden einerseits die therapeutischen Bausteine und Methoden aus Kapitel 3 mit dem jeweiligen ZEPS-Ansatz verknüpft und andererseits verdeutlichen praktische Beispiele, was eine ZEPS-Gruppe ausmacht und wie sie gelingen kann. Dieses Kapitel beschreibt, wie man in *Ansatz 1 – Zugehörigkeit erleben* und *Ansatz 2 – Perspektiven schaffen* vorgeht: angefangen bei der Einladung für die Gruppe, über die Vorgehensweise je nach Interventionsansatz bis zum Abschluss einer Einheit.

Ein zentraler Baustein ist der Einsatz der Vorbereiter*innen-Rolle. Diese therapeutische Intervention ermöglicht mit Klient*innen an ihrer sozialen Partizipation zu arbeiten, die sich nicht in der Lage fühlen, gemeinsam mit anderen an einem Gruppengeschehen teilzuhaben. Dadurch erreichen ZEPS-Anwender*innen auch jene Klient*innen, die als noch nicht gruppenfähig eingestuft werden. Diese Rolle des/der Vorbereiter*in findet sich in der Beschreibung der Ansätze 1 und 2 wieder und wird jetzt zu Beginn dieses Kapitels ausführlich erklärt.

4.1 Die Rolle des/der Vorbereiter*in

Dieses Kapitel zeigt, wie bei Schwerbetroffenen, die eine Teilnahme an Gruppen zurzeit ablehnen, trotzdem erste Schritte zu sozialer Partizipation eingeleitet werden können. Die Frage dabei ist, wie eine Aktivität für soziale Partizipation erfolgen kann, ohne selbst sozial in der Gruppe partizipieren zu müssen.
In der Einteilung der Intensität sozialer Teilhabe in sechs Level ist das erste Level definiert als *„eine Aktivität zur Vorbereitung auf die Verbindung mit anderen" (siehe Kapitel 3.1 Sechs Level der sozialen Partizipation).* In diesem ersten Level wird die Aktivität ohne das Beisein von anderen Menschen beziehungsweise im Therapiesetting ausschließlich im Beisein des/der Ergotherapeut*in durchgeführt. Auch wenn das Partizipationslevel dieser vorbereitenden Tätigkeiten mit „1" als sehr niedrig beschrieben wird, haben diese Aktivitäten eine bedeutende Auswirkung auf die aufkeimende Verbundenheit zu anderen Menschen.

Um das zu verdeutlichen, geben wir ein Beispiel aus dem persönlichen Alltag einer Autorin: *„Die passende Kleiderwahl ist eine meiner vorbereitenden Tätigkeiten auf die tägliche Arbeit. Sie soll einerseits meiner Persönlichkeit und andererseits auch dem Arbeitskontext entsprechen. Ich schaffe dadurch die erste Basis, um mich meinem Arbeitsumfeld anzupassen und darin adäquat zu interagieren. Das bedeutet, dass in dem Moment, in dem ich zum Kleiderschrank gehe und mir eine passende Hose und ein Oberteil für den Arbeitstag aussuche, ich bereits eine Aktivität zur sozialen Partizipation in meinem Arbeitsalltag durchführe."*

Eine Person kann durch eine vorbereitende Tätigkeit Wertschätzung erleben, wenn diese Tätigkeit gemeinnützigen Charakter hat, also wenn andere Personen durch die Handlung profitieren, z.B. wenn jemand einen Kuchen backt und diesen seinen Arbeitskolleg*innen mitbringt, jemand den gemeinsamen Innenhof seines Wohnhauses begrünt oder wenn jemand in den Park zum Müllsammeln geht. Angenommen diese Arbeitskolleg*innen, Nachbar*innen oder umweltbewussten Mitmenschen achten die Person für ihre/seine Aktion, dann erfährt diese ein Gefühl von Wertschätzung und Selbstwirksamkeit. Um dieses Gefühl zu verspüren, ist es nicht einmal notwendig, aktiv Anerkennung von einem Gegenüber zu bekommen, sondern die Gewissheit, „etwas Gutes" getan zu haben, kann bereits ausreichend sein, wenn die eigenen mit den gesellschaftlichen Wertevorstellungen übereinstimmen. Für das vorliegende Interventionskonzept ist wesentlich, dass diese vorbereitenden Tätigkeiten den durchführenden Personen das Gefühl von Anerkennung ermöglichen, ohne dass sie direkt mit anderen interagieren müssen. Auch Schoenaker (2011) unterstreicht, dass das Erleben von Wertschätzung einen essentiellen Einfluss auf den Selbstwert, die soziale Teilhabe und somit auf die psychische sowie körperliche Gesundheit eines Menschen hat.

Das ZEPS ermöglicht genau diese Art von Selbstwirksamkeitserfahrungen. Davon profitieren besonders Menschen, die sozial isoliert leben und/oder soziale Schwierigkeiten in der Interaktion mit anderen aufweisen. Eine Interventionsmöglichkeit des ZEPS besteht darin, dass Personen im Einzelsetting mit dem/der Ergotherapeut*in vorbereitende Maßnahmen für die darauffolgende Gruppenintervention durchführen können. Klient*innen, die diese Level-1-Aktivitäten ausführen, werden im ZEPS-Konzept „Vorbereiter*in" genannt. Indem sie etwas für die Gruppe vorbereiten, erfüllen sie einen wichtigen Zweck und nehmen ihre Tätigkeit als sinnstiftend wahr, ihnen wird das Gefühl vermittelt „gebraucht zu werden". Der/Die Ergotherapeut*in unterstützt dies, indem er/sie den/die Klient*in ganz bewusst um Unterstützung bittet. In der Praxis kann das so aussehen:

Frau Miller: Fallbeispiel aus einem geriatrischen Pflegeheim

Eine Kollegin aus der Geriatrie stellte uns die Klientin vor und berichtete von ihrer Erfahrung:
Frau Miller ist 66 Jahre alt und leidet unter Depressionen. Seit drei Monaten verweigert sie jegliches Gruppenangebot im Pflegeheim. Die Ergotherapeutin besucht Frau Miller in ihrem Zimmer und erzählt ihr von der Kuchenrunde, die morgen im Zuge der ZEPS-Gruppe stattfindet. Da die Ergotherapeutin weiß, dass Frau Miller gerne und gut bäckt, bittet sie um Unterstützung für die Gruppe am nächsten Tag. Es wird noch ein Kuchen benötigt. Frau Miller willigt zögerlich ein. Die Therapeutin vermutet, dass sie nur ihr zuliebe zustimmt. Frau Miller geht mit der Ergotherapeutin in die Therapieküche, wo sie gemeinsam im Einzelsetting einen Apfelkuchen backen. Im Anschluss an die Einzeltherapie lädt die Ergotherapeutin Frau Miller ein, morgen an der Kuchenrunde teilzunehmen. Frau Miller lehnt das Angebot ab und geht zurück in ihr Zimmer. Am nächsten Tag nach der ZEPS-Gruppe wird ihr sowohl von der Ergotherapeutin als auch von einer Klientin rückgemeldet, dass ihr Kuchen sehr gut geschmeckt hat.

Als die Ergotherapeutin am folgenden Tag mit Frau Miller einen weiteren Termin ausmacht, willigt sie ein, erneut einen Kuchen zu backen – diesmal weniger zögerlich als beim ersten Mal. Zum gemeinsamen Termin bringt Frau Miller sogar unaufgefordert einen Rezeptvorschlag mit. Als die Ergotherapeutin Frau Miller diesmal zu der anschließenden Kuchenrunde einlädt, nimmt sie die Einladung an. Es ist das erste Mal, dass sie bei der Gruppe dabei ist.

Valerie: Ein Fallbeispiel aus der Kinder- und Jugendpsychiatrie

Valerie ist 14 Jahre alt und hat eine emotional instabile Persönlichkeitsstörung, Typus Borderline. Seit ihrem achten Lebensjahr liegt die Betreuung beim Jugendamt. Seither wurde die Jugendliche in unterschiedlichen Institutionen betreut. Die neue sozialtherapeutische Wohngemeinschaft soll endlich ein Ort zum Bleiben sein. Valerie zeigt sich unsicher und ängstlich im Sozialkontakt. Sie hat Schwierigkeiten, sich einer Gruppe von Gleichaltrigen anzuschließen. Valeries Einzug in die neue Wohngemeinschaft liegt bereits einige Tage zurück. Die Jugendliche meidet den Kontakt zu ihren Mitbewohner*innen und verlässt ihr Zimmer nur selten.

Die Ergotherapeutin besucht Valerie in ihrem Zimmer. Sie bewundert die Zimmergestaltung, die die Jugendliche selbst vorgenommen hat. Es kommt zu einem ersten Kennenlerngespräch, in dem sich Valerie herzlich, jedoch zurückhaltend zeigt. Die Ergotherapeutin hat gehört, dass Valeries Lieblingsessen Burger seien, und schlägt vor, diese heute gemeinsam für die Gruppe als Mittagessen zuzubereiten. Die Speise wirkt für Valerie sehr motivierend, sodass sie schüchtern und zögerlich einwilligt. Während des Kochens herrscht zwischen Valerie und der Ergotherapeutin eine lockere und lustige Atmosphäre, Valerie öffnet sich der Therapeutin gegenüber immer mehr. Als die Burger später den anderen Mitbewohner*innen serviert werden, äußern diese große Begeisterung über die Mahlzeit. Die Ergotherapeutin bedankt sich bei Tisch noch einmal: „Danke Valerie für das gute Mittagessen", andere Jugendliche schließen sich mit einem „Danke" an. Im Anschluss an die Mahlzeit verkünden die Jugendlichen, wie gewohnt nach draußen zu gehen. Sie fragen Valerie, ob sie mitgehen möchte. Valerie sagt überraschend „Ja" und die Jugendlichen verbringen den Nachmittag gemeinsam im Park.

Herr Wirsig: Ein Fallbeispiel aus der Akutpsychiatrie

Herr Wirsig ist 53 Jahre alt und leidet unter einer mittelgradigen Depression mit Nikotin- und Alkohol-Abusus. Der Ergotherapeut kennt den Klienten bereits von früheren Aufenthalten. Er weiß, dass Herr Wirsig bis jetzt alle therapeutischen Angebote verweigert hat.
Der Ergotherapeut trifft Herrn Wirsig auf dem Flur. Er spricht ihn an und bezieht sich auf sein handwerkliches Geschick: „Guten Tag Herr Wirsig. Da treffe ich ja genau den Richtigen." Herr Wirsig hat ihm vor einiger Zeit im Erstgespräch von seinen umfangreichen Reparaturarbeiten erzählt, die er selbstständig durchführt. Der Ergotherapeut erzählt ihm von dem Kino-Event, das heute im Zuge der ZEPS-Gruppe stattfindet, und schildert sein Problem: „Ich muss dafür noch den Fernseher vorbereiten und ich bin auf der Suche nach Hilfe beim Anschließen des elektronischen Gerätes." Der Ergotherapeut gesteht, technisch nicht begabt zu sein, und bittet Herrn Wirsig um Unterstützung. Dieser zeigt sich unverständig, da das schließlich keine schwere Aufgabe sei, und schnauft über die bevorstehende Arbeit, willigt aber schlussendlich ein. Der Ergotherapeut kann vernehmen, dass dem Klienten das Gefühl „gebraucht zu werden" imponiert. Während des Anschließens des TV-Gerätes interessiert sich Herr

Wirsig für die Gruppe, da er von einer solchen vorher noch nicht gehört hat. Daraufhin wird er von dem Ergotherapeuten zum Filmschauen eingeladen, das lehnt er jedoch ab.
Am Nachmittag startet das Kino-Event. Herr Wirsig hält sich währenddessen im nahe gelegenen Raucherraum auf. Als die Gruppe vorbei ist, schaut Herr Wirsig zur Tür herein und fragt leicht ironisch, ob der Ergotherapeut nun auch Hilfe beim Aufräumen des TV-Gerätes benötigt. Dieser nimmt das Angebot dankend an. Beiläufig erwähnt der Ergotherapeut die nächste Einheit der ZEPS-Gruppe, die drei Tage später stattfinden soll. Herr Wirsig stimmt einer Teilnahme nicht zu, schlägt sie aber auch nicht grundsätzlich aus, sondern meint, er würde es sich überlegen.

Herr Yilmaz: Ein Fallbeispiel aus einem psychiatrischen Tageszentrum

Herr Yilmaz ist 32 Jahre alt und an einer paranoiden Schizophrenie erkrankt. Er ist medikamentös eingestellt und zeigt derzeit keine akuten psychotischen oder wahnhaften Symptome. Herr Yilmaz lebt zurückgezogen und ohne sozialen Anschluss, abgesehen von seiner Familie. Das psychiatrische Tageszentrum besucht er schon seit sechs Monaten. Er nimmt jedoch nur vereinzelt das Gruppenangebot wahr. In dem Tageszentrum verhält er sich zurückhaltend und unsicher.
Die Ergotherapeutin trifft Herrn Yilmaz auf dem Flur. Sie spricht ihn an und berichtet, dass heute ein Geburtstagsfest im Rahmen der ZEPS-Gruppe gefeiert wird. Sie möchte dafür gerne den Raum dekorieren. Ein frischer Blumenstrauß soll den Tisch zieren. Die Ergotherapeutin fragt Herrn Yilmaz, ob er sie zum Blumenpflücken in den angrenzenden Park des Krankenhauses begleiten würde – das Wetter sei so schön und vier Augen fänden mehr als zwei. Herr Yilmaz reagiert skeptisch, da er bereits kundgetan hat, an der Feier nicht teilnehmen zu wollen. Die Ergotherapeutin macht nochmal deutlich, dass die Teilnahme am Fest unverbindlich ist und nicht von ihm erwartet wird, sie jedoch über Unterstützung bezüglich des Blumenstraußes dankbar wäre. Daraufhin willigt Herr Yilmaz ein und sie gehen gemeinsam nach draußen. Das Blumenpflücken gestaltet sich als netter Spaziergang. Nach einer Weile hat der Strauß eine schöne Größe erreicht und sie beschließen gemeinsam, wieder in das Tageszentrum zurück zu gehen. Die Ergotherapeutin und Herr Yilmaz bringen den Strauß in den bereits dekorierten Gruppenraum. Am Fest nimmt Herr Yilmaz wie angekündigt nicht teil.

Als sich Mitpatienten am darauffolgenden Tag über die gemeinsame Feier unterhalten, äußert sich Herr Yilmaz mit den Worten: „Schade, dass der Raum nicht immer so schön dekoriert ist." Die Gruppe stimmt zu. Herr Yilmaz findet Anschluss an die Unterhaltung, obwohl er am Fest selbst nicht teilgenommen hat, da er durch die Vorbereitungen involviert war.

4.2 ANSATZ 1 – Zugehörigkeit bei einer gemeinsamen Aktivität erleben

4.2.1 Das Wichtigste in Kürze

Intervention: Soziale Alltagsaktivitäten (differenzierbar nach sechs Leveln)
Ziel dieser Intervention ist es, ...

- ein Gefühl von Zugehörigkeit innerhalb der Gruppe zu erleben,
- Aktivitäten und positive Erlebnisse im sicheren Rahmen zu erfahren,
- die Erfahrung zu machen, durch einen geleisteten Beitrag in einem Gruppengeschehen selbstwirksam zu sein.

Zielgruppe:

- Menschen mit einer schwachen Selbstwirksamkeitsüberzeugung und/oder starken sozialen Ängsten
- Menschen, die als „noch nicht gruppenfähig" gelten

Gruppengröße: bis zu sechs Teilnehmer*innen

Rolle des/der Ergotherapeut*in: Die therapeutische Rolle entspricht der einer aktiv teilhabenden Person, die gemeinsam mit den Teilnehmer*innen an der Aktivität teilnimmt. Sie gewährleistet einen sicheren Rahmen und sorgt für eine natürliche Atmosphäre wie ein/eine Gastgeber*in.

Wichtigste Prinzipien:
Druckfreiheit | Selbstbestimmung | Natürlichkeit

Schlagwörter:
Alltagsnähe | Betätigung als Mittel | Klient*innenzentrierung | Zugehörigkeit | Peer-Unterstützung | Empowerment | Motivation fördern | Selbstwirksamkeit | Erleben statt Trainieren | Fördern ohne Fordern

Mögliche Aktivitäten/Interventionen:
Kaffeerunde | Film schauen | ein bekanntes Spiel spielen | Fest vorbereiten und/oder feiern | Fotoalbum erstellen | eine Kleinigkeit gemeinsam zubereiten und essen/trinken u.v.m.

4.2.2 Ablauf einer Intervention nach *Ansatz 1 – Zugehörigkeit bei einer gemeinsamen Aktivität erleben* am Beispiel „Kaffeerunde"

In diesem Kapitel wird anhand einer konkreten sozialen Alltagsaktivität – einer Kaffeerunde – der genaue Ablauf einer ZEPS-Gruppe (Zugehörigkeit erleben) Schritt für Schritt beschrieben. Mit angeführten Praxisbeispielen wird die Umsetzung nachvollziehbar und die Gestaltung einer Intervention vorstellbar.

Zur Erinnerung: Zugehörigkeit, Selbstwirksamkeit und positive Erlebnisse als Ziel

Durch das Gefühl, Teil einer Gemeinschaft zu sein oder einen Beitrag zur Ausführung einer gemeinsamen Aktivität zu leisten, wird Zugehörigkeit und Selbstwirksamkeit erlebt.

- **Zugehörigkeit** ist ein menschliches Grundbedürfnis, wie die Bedürfnispyramide nach Maslow (1999) zeigt, und führt zu Interesse und Aktivität (Schoenaker, 2011).
- **Selbstwirksamkeit** ist die innere Überzeugung und die tatsächliche Möglichkeit, durch eigenes Tun etwas für sich selbst oder die eigene Umwelt bewirken zu können. Sie unterstützt die Steuerung und Energetisierung einer Handlung sowie die Motivation, die Handlungen in Gang bringt. Somit ist Selbstwirksamkeit die Basis von Handlungsfähigkeit und gilt als eine Grundvoraussetzung für die Ausführung sozialer Handlungsrollen (Blaser Csontos & Csontos, 2014).
- Durch **positive Erlebnisse** können soziale Ängste reduziert werden. Wird eine erlebte Handlung als positiv endbewertet und abgespeichert (Blaser Csontos & Csontos, 2014), können negative Erfahrungen „überschrieben" und das Bedürfnis nach sozialer Teilhabe wieder spürbar werden.

Das ZEPS setzt an der Basis von Partizipation an: dem Grundbedürfnis eines Menschen nach Zugehörigkeit. Es fördert Handlungsfähigkeit durch das Spüren von Selbstwirksamkeitserfahrungen und positiven Erlebnissen.

Therapeutische Haltung und Grundprinzipien:
Der erste Schritt für eine erfolgreiche ZEPS-Intervention ist, die therapeutische Haltung nach den Grundprinzipien *Druckfreiheit, Natürlichkeit, Selbstbestimmung* einzunehmen. Die eigene Haltung ist für den Erfolg des ZEPS

essentiell, wie im Kapitel 3 bereits beschrieben wurde. Erst diese Haltung ermöglicht eine wirksame Anwendung der Methoden. Hilfreich ist es, sich folgende Grundsätze zu verinnerlichen:

- Aktivitäten ermöglichen – jedoch nicht Initiative fordern
- fördern, ohne zu fordern
- den Fokus auf ein positives Erleben, statt auf ein Trainieren richten
- eine alltagsnahe und natürliche Atmosphäre schaffen
- als Ergotherapeut*in Teil der Gruppe sein und an der sozialen Aktivität teilnehmen

Name der Gruppe
Klient*innen sollen bereits an dem Titel der Gruppe erkennen können, was sie in der Gruppe erwartet und was ihnen dort angeboten wird. Ein einladender Titel, der den Grundprinzipien Druckfreiheit und Natürlichkeit entspricht, gibt Aufschluss über die Intention, kann aber auch wie ein stummer Impuls wirken und ein Gespräch darüber initiieren. Hier ein paar Vorschläge für einen Ansatz-1-Gruppennamen:
Zugehörigkeit erleben | Beisammen sein | Gemeinsame Zeit | Gemütliche Runde | Kaffee und Co | Gemeinsames Erleben | Zusammen sein | Nachmittagsrunde

Auswahl der Aktivität
Zu Beginn ist es wichtig, eine Aktivität auszuwählen, die nach den sechs Leveln *(siehe Kapitel 3.1)* abstufbar ist. Eine solche gewählte Aktivität gewährleistet, dass jeder/jede Teilnehmer*in an dem Geschehen teilhaben kann, ohne dass es zu einer Überforderung kommt. Bei einer Kaffeerunde ist von Level 2, eine Person partizipiert passiv, ohne eine Aktivität zu übernehmen, bis hin zum aktiven Beitrag, dass sie unaufgefordert einen Kaffee für die ganze Gruppe kocht (Level 6) alles möglich.
Ein weiteres Kriterium für die Auswahl der Aktivität ist, dass sie aus der Lebenswelt der Teilnehmer*innen kommen soll. Das bedeutet nicht, dass es eine soziale Aktivität ist, die sie regelmäßig durchführen, sondern dass es eine den Teilnehmer*innen bekannte Aktivität sein soll, die in der Gesellschaft üblich ist. Das entspricht dem Prinzip der Natürlichkeit. Durch die **Auswahl einer vertrauten Alltagsaktivität** wird nicht nur das Erleben an sich natürlicher, sondern die Wahrscheinlichkeit erhöht sich, dass ein Transfer in den Alltag gelingen kann. Ein Transfer gelingt dann, wenn die Teilnehmer*innen die Möglichkeit haben, an dem Erlebten in ihrem alltäglichen Leben anzuknüpfen, sprich, wenn sie den ZEPS-Aktivitäten auch „draußen“ begegnen und dabei teilhaben können. Eine Kaffeerunde ist hierbei ein gutes Beispiel.

Die folgende Tabelle verdeutlicht die Möglichkeiten sozialer Involviertheit bei der Aktivität „Kaffeerunde" anhand der sechs Level.

Level 1	Alleine[1]	Aufgaben des/der Vorbereiter*in: Tische und Sessel zurechtrücken; Tischtuch auflegen; Gläser auf den Tisch stellen; Wasserkrug füllen und auf den Tisch stellen
Level 2	Nebeneinander	Passiv an der Gruppe teilnehmen; einen Platz in der Gruppe einnehmen; die Gruppenaktivität beobachten
Level 3	In Kontakt sein[2]	Servietten falten; Kuchen schneiden; Kaffee kochen (alleine); Wasser/Kaffee/Tee trinken; Wasser/Kaffee/Tee für sich einschenken
Level 4	Gemeinsam[3]	Gemeinsam mit den Gruppenteilnehmer*innen den Tisch decken (Teller, Tassen, Löffel, Gabel, Zucker, Milch); Kaffee/Tee kochen (Arbeitsplatzorganisation, Kaffeestärke, Teesorte, Menge etc.)
Level 5	Helfen	Einem/einer Gruppenteilnehmer*in unaufgefordert Kaffee/Tee anbieten oder Hilfestellungen geben (z. B.: zeigen, wo sich das Geschirr befindet; erklären, wie die Kaffeemaschine funktioniert)
Level 6	Verantwortung übernehmen/ mitgestalten[4]	Ein Gesprächsthema initiieren und aufrechterhalten; Organisatorisches übernehmen; eine Gastgeber-Tätigkeit übernehmen (z. B.: den anderen Teilnehmer*innen einen Platz anbieten; unaufgefordert nachfragen, ob die Gruppe noch Kaffee/ Tee wünscht)

1 Als Erinnerung: Aktivitäten des Levels 1 werden von der Person alleine bzw. nur gemeinsam mit dem/der Ergotherapeut*in ausgeführt. Es sind Aktivitäten, die nicht während, sondern vor der ZEPS-Gruppe stattfinden.

2 Level-3-Aktivitäten finden in Kontakt mit anderen Personen statt. Es gibt ein gemeinsames Ziel, aber die Aktivität selbst wird alleine ausgeführt.

3 Bei Level-4-Aktivitäten ist Zusammenarbeit notwendig, hier ist ein gemeinsames Tun zentral.

4 Bei Level-6-Aktivitäten geht es darum, Verantwortung für eine Gruppe zu übernehmen und mit Engagement und Interesse am gemeinsamen Wohl zu handeln.

Einladung

Vor der tatsächlichen ZEPS-Gruppe ist es ein idealer Weg, die Teilnehmer*innen in Form einer persönlichen Einladung über die Gruppe zu informieren. Die Person soll dabei Informationen über Ort, Zeit und geplante gemeinsame Aktivität erhalten. Zu wissen, was in welchem Rahmen passiert, gibt Sicherheit. Die Einladung kann mündlich und/oder schriftlich erfolgen und stellt einen essentiellen Beitrag für das Gelingen der ZEPS-Gruppe dar. Denn hier transportiert der/die Ergotherapeut*in nicht nur Fakten. Die wichtigsten Prinzipien werden informell vermittelt und bereits gelebt: Druckfreiheit, Selbstbestimmung und Natürlichkeit. Weder die verbale noch die schriftliche Einladung dürfen ein „Sollen" oder gar „Müssen" suggerieren. Stattdessen wird vermittelt, dass es für den/die jeweilige/n Klient*in möglich ist, einfach vorbeizukommen und nach Lust, Laune oder Wohlbefinden auch wieder zu gehen. Hierbei ist es wichtig, eine **druckfreie Sprache** *(siehe Kapitel 3.4.2)* zu verwenden. Das Ziel ist eine offene Einladung, bei der sich die Person willkommen fühlt. Sprachlich wird vermittelt, dass eine Nicht-Teilnahme keine negativen Konsequenzen mit sich bringt. Die Einladung soll initiieren, dass eine Person neugierig wird und interessiert ist, an der Gruppe teilzunehmen. In dieser sozialen Situation der Einladung eine natürliche Haltung einzunehmen, unterstützt diesen Prozess und senkt für die Klient*innen die Barriere zur Teilnahme.

Tipp aus der Praxis

Überlegen Sie, wie Sie Ihren/Ihre Nachbar*in oder lang nicht gesehene Bekannte zu einer Kaffeerunde einladen würden. Laden Sie mit dieser Haltung die Klient*innen ein.

Praxisbeispiel

Die Ergotherapeutin bereitet eine schriftliche Einladung (Flyer) vor, auf der die wichtigsten Informationen zur ZEPS-Gruppe beschrieben sind, wie Orl, Uhrzeit, maximale Dauer und Aktivität der Einheit. Die Ergotherapeutin sucht den Klienten auf und sagt:

„Heute Nachmittag findet in der Küche eine Kaffeerunde statt. Es wurde ein Kuchen dafür gebacken, der schon gut duftet. Es geht darum, in gemütlicher Runde beisammen zu sein. Wenn Sie möchten, können Sie gerne kommen. Sie sind herzlich eingeladen. Ich lass Ihnen einfach mal den Flyer da."

Tipp aus der Praxis

Wichtig für die ergotherapeutische Arbeit ist eine gute Planung und Vorbereitung der therapeutischen Gruppen. Eine offene Einladung impliziert auch, dass Klient*innen sich die Teilnahme offenlassen können, spontan erscheinen oder auch ausbleiben dürfen. Dies stellt oftmals eine besondere Herausforderung für den/die Ergotherapeut*in dar, da er/sie dadurch oft nur schätzen kann, wie viele Teilnehmer*innen ungefähr kommen werden. Unserer Erfahrung nach ist eine Teilnehmer*innenzahl von fünf Personen ideal. Damit eine Gruppe mit dieser Anzahl zustande kommen kann, hat es sich bewährt, ein bis zwei Personen mehr einzuladen – also insgesamt sechs bis sieben Klient*innen. Dadurch erhöht sich die Wahrscheinlichkeit, dass eine angenehme und sinnvolle Gruppengröße zustande kommt. Diese Vorgehensweise hilft dem/der Ergotherapeut*in dabei, die Haltung von Druckfreiheit und Selbstbestimmung auch authentisch zu vermitteln. Damit wird dem Anspruch und inneren Druck entgegengewirkt, dass die eingeladene Person auch deswegen kommen soll, damit die Gruppe zustande kommt.

4.2.2.1 Vorbereitungen: die Vorbereiter*innen-Rolle

Das ZEPS-Konzept stellt eine Möglichkeit dar, auch Menschen einzubinden, die als „nicht gruppenfähig" gelten und/oder an ausgeprägten sozialen Ängsten leiden. Gruppenfähigkeit bedeutet, dass Klient*innen einerseits konstruktiv im sozialen Gefüge einer Gruppe teilnehmen können, und andererseits diese Teilnahme für sie auch emotional möglich und realisierbar ist. Üblicherweise ist Gruppenfähigkeit eine Grundvoraussetzung für therapeutische Gruppenangebote. Diese Ausgangslage verhindert, dass Menschen mit der oben genannten Problematik an therapeutischen Gruppenangeboten teilnehmen und davon profitieren können. Bisher werden diese Klient*innen eigentlich ausgeschlossen und erhalten bestenfalls Einzeltherapie. Evidenzen (Albisser et al., 2011; Lloyd & Williams, 2010) zeigen, dass für die Förderung von sozialen Handlungsrollen sowohl Einzel- als auch Gruppentherapie wichtig ist. Mit ZEPS kann diese Nahtstelle von Einzel- auf Gruppentherapie überwunden werden und auch (noch) nicht gruppenfähigen Menschen ein adäquates und sinnvolles Angebot gemacht werden.

Wie in Kapitel 4.1 beschrieben, kann in der Situation, in der die Person als noch nicht gruppenfähig eingestuft wird, die Rolle des/der Vorbereiter*in genutzt werden. Durch diese wird der jeweiligen Person eine Aktivität auf Level 1 (vorbereitende Tätigkeiten im Hinblick auf eine soziale Aktivität) angeboten, die den niedrigsten Grad an Miteingebundensein erfordert. Die Einladung, bei den Vorbereitungen zu unterstützen, ermöglicht einer nicht gruppenfähigen Person ein erstmaliges In-Kontakt-Kommen mit der ZEPS-Gruppe. Dieser Kontakt erlaubt bereits eine Teilhabe an dem Gruppengeschehen, ohne direkt mit anderen außer dem/der Ergotherapeut*in zu interagieren. Vorbereitende Tätigkeiten können von einfachen, kurzen Aktivitäten, wie z.B. den Tisch decken, bis hin zu komplexeren Aktivitäten, wie z.B. einen Kuchen backen, reichen. Die Möglichkeit, vorbereitend für die Gruppe tätig zu sein, kann neugierig machen und hat einen hohen Aufforderungscharakter für den/die Vorbereiter*in, da seine/ihre Tätigkeit für andere einen Nutzen hat. Zudem fördert sie die Motivation und den Mut, eine anschließende Teilnahme an der sozialen Aktivität zu wagen.

Praxisbeispiel

Die Ergotherapeutin geht auf eine Klientin zu und fragt: *„Frau Almasi, ich habe mich gefragt, ob Sie sich vorstellen könnten, mich ein wenig bei den Vorbereitungen zu unterstützen? Am Nachmittag findet eine Kaffeerunde statt und dafür möchte ich den Raum noch einladend vorbereiten. Falls Sie aber gerade keine Zeit oder Lust haben, ist es absolut kein Problem."* Frau Almasi hat viele Jahre ihres Lebens als Köchin und Kellnerin gearbeitet. Sie spürt, dass sie öfters vergesslich ist und ihr Gespräche sowie für sie Neues, vor allem in Kontakt mit anderen Menschen, schwerfallen. Gruppen meidet sie deswegen. Frau Almasi willigt ein, meint jedoch, dass sie anschließend nicht an der Gruppe teilnehmen möchte. Es wird ihr versichert, dass dies nicht erwartet wird. Gemeinsam mit der Ergotherapeutin bereitet Frau Almasi die Therapieküche für die Kaffeerunde vor. Die Küche und zugehörige Arbeitsschritte sind ihr vertraut und man kann beobachten, wie selbstsicher und routiniert sie sich an den Vorbereitungen beteiligt. Während Frau Almasi und die Ergotherapeutin die Tische und Sessel zurechtrücken, ein Tischtuch auflegen und alle Utensilien bereitstellen, fragt sie neugierig nach, wie viele Klient*innen denn üblicherweise teilnehmen und erkundigt sich nach dem Ablauf der Gruppe. Nachdem alle Vorbereitungen getroffen sind, verabschiedet sich Frau Almasi mit dem Satz: *„Mal schauen, vielleicht schau ich auch einmal vorbei."* Die Ergotherapeutin bedankt sich für die Unterstützung und betont, dass sie stets herzlich willkommen ist.

4.2.2.2 Beginn und Verlauf der Gruppe

Der Raum, in dem die Kaffeerunde stattfindet, wird vorab – entweder mit Unterstützung eines/einer Vorbereiter*in oder durch den/die Ergotherapeut*in – gestaltet, sodass alle benötigten Materialien und Gegenstände vorhanden sind und eine einladende, natürliche Atmosphäre die Teilnehmer*innen empfängt.

Tipp aus der Praxis

Es hat sich bewährt, im Hintergrund Musik spielen zu lassen, während die Klient*innen eintreffen, um das Ankommen zu erleichtern und eine natürliche Situation herzustellen. Dies vermittelt Lockerheit und kann auch über eine anfängliche Stille hinüberhelfen.

Zu Beginn werden den Gruppenteilnehmer*innen die geplante Aktivität und die zeitlichen Rahmenbedingungen vorgestellt. Das Prinzip der Druckfreiheit sollte durchgängig vermittelt werden, indem der/die Ergotherapeut*in mit der therapeutischen Haltung des ZEPS agiert und auf eine druckfreie Sprache achtet. Es kann auch unterstützend sein, neue Teilnehmer*innen vorzustellen. Hierbei ist es jedoch wichtig, zu spüren und empathisch einzuschätzen, ob diese Person vorgestellt werden möchte. Diese Einschätzung steht im Zusammenhang mit dem Grundsatz, die Teilnehmer*innen nicht zu überfordern, sondern ein positives Gruppenerlebnis zu ermöglichen. Eine druckfreie Variante der Begrüßung könnte sein:

„Herzlich willkommen! Damit wir alle – alte und auch neue Gesichter – gut Bescheid wissen, wie die Stunde ablaufen wird, möchte ich kurz den Ablauf unserer Runde erklären. Frau Jacobs hat mich bei den Vorbereitungen unterstützt und dankenswerterweise einen Kuchen für uns gebacken. Also, wer ihn probieren möchte: Hinten stehen bereits die Teller, die Gabeln sind in der Lade. Falls jemand einen Kaffee dazu trinken möchte: Bei der Kaffeemaschine steht alles, was wir brauchen. Ansonsten lassen wir es uns gut gehen und machen uns eine gemütliche Stunde."

Zu Beginn der Einheit stehen die vorbereiteten Materialien bereits als stummer Impuls bereit. Materialien, die für die Aktivität gebraucht werden, fordern druckfrei die Teilnehmer*innen auf, den Tisch zu decken. Stumme Impulse können einen Aufforderungscharakter haben und wirken dadurch aktivierend. Wichtig ist es, etwas Zeit zu geben, damit diese Impulse wirken können und eventuell eine Aktivität in Gang setzen. Jedoch sollte auch keine unnatürlich lange Situation des Wartens entstehen.

Praxisbeispiel
Eine Teilnehmerin steht nach der Erklärung auf und holt die Teller, die vorab schon als stumme Impulse bereitgestellt wurden. Die anderen bleiben sitzen. Die Ergotherapeutin nimmt dies wahr und begleitet die Aktivität verbal: *„Ah fein, Sie nehmen schon die Teller, dann kümmere ich mich um die Tassen."* Die Ergotherapeutin nimmt die Tassen aus dem Schrank, stellt sie auf den Tisch und initiiert dadurch einen weiteren stummen Impuls. Während die Ergotherapeutin abwartet, ob eine andere Person am Tisch den Impuls aufgreift und sich um die Aufteilung der Tassen kümmern möchte, fährt sie in den Vorbereitungen fort und holt die Löffel aus der Lade.

Die eigene Sprache und Formulierungen sind wesentliche Bestandteile, die zum Gelingen der ZEPS-Gruppe beitragen. Im obenstehenden Praxisbeispiel zeigt sich das im **Benennen der Aktivität** der Teilnehmerin: *„Ah fein, Sie nehmen schon die Teller, dann kümmere ich mich um die Tassen."* Dieses Benennen bewirkt, dass ihr Tun gesehen und gewürdigt wird. Es verstärkt ihr Erleben der eigenen Wirksamkeit, da ihr Tun zum Gelingen der Aktivität Kaffeerunde beiträgt.
Gleichzeitig verdeutlicht der/die Ergotherapeut*in durch **das Übernehmen von Handlungsschritten**, wie durch den Handlungsschritt „die Löffel holen", dass die Kaffeerunde stattfindet, auch wenn sich die Teilnehmer*innen nicht aktiv beteiligen. Dadurch vermittelt der/die Ergotherapeut*in auch, dass er/sie sich als Teil der Gruppe sieht und mitgestaltet. Dies reduziert nicht nur den Druck, etwas tun zu müssen, sondern schafft auch wieder eine natürliche und sichere Atmosphäre.

Das Übernehmen von Handlungsschritten ist vor allem auch eine wichtige Methode, um bei den Teilnehmer*innen kein Gefühl der Überforderung auszulösen. Die Teilhabe an der sozialen Aktivität in der Gruppe soll ein durchgängig positives Erlebnis ermöglichen, indem sich die Teilnehmer*innen bei jedem Handlungsschritt sicher fühlen. Hierfür ist es wichtig, als Ergotherapeut*in besonders achtsam zu sein, zu spüren und empathisch einzuschätzen, wann ein Aktiv-Werden einer Person zumutbar ist und wann es zu einer sozialen Überforderung kommen würde. Hierbei gilt für den/die Ergotherapeut*in: so viel wie nötig und so wenig wie möglich übernehmen. Mit dieser Einstellung ermöglicht ZEPS viel Aktivität, ohne sie von den Klient*innen zu fordern.

Praxisbeispiel

Es ist wieder ZEPS-Gruppe. Frau Jacobs war die Vorbereiterin dieser Kaffeerunde. Jetzt nimmt sie an der Gruppe teil, sitzt still und beobachtend am Tisch. Der Kuchen, den sie am Vormittag gemeinsam mit der Ergotherapeutin gebacken hat, wird auf den Tisch gestellt. Ein Teilnehmer, Herr Wagner, fragt die Ergotherapeutin: *„Mhm, der duftet aber hervorragend, wer hat den gebacken?"* Die Ergotherapeutin ist abwartend, ob Frau Jacobs selbst darauf antworten möchte. Hierbei ist es wichtig, auch nicht zu lange zu warten, da sonst die Situation für Frau Jacobs sehr druckvoll werden kann, wenn sie sich verpflichtet fühlen könnte, antworten zu müssen. Dies könnte zu einer Überforderung führen, die es nach ZEPS zu vermeiden gilt. Nachdem Frau Jacobs nicht antwortet, Herr Wagner weiter vom Duft des Kuchens schwärmt und gar nicht aufhören kann, von seinen Erinnerungen an Kuchen essen, Lieblingskuchen usw. zu erzählen, übernimmt nach einem kurzen Moment die Ergotherapeutin für sie: *„Frau Jacobs und ich haben den Kuchen heute Vormittag gemeinsam gebacken. Schön, dass Ihnen das so große Freude und schöne Erinnerungen bereitet."* Herr Wagner nimmt sich ein Stück, kostet und sagt anschließend zu Frau Jacobs: *„Dankeschön, der schmeckt richtig köstlich."* Im Gesicht von Frau Jacobs entsteht ein Lächeln. Nachdem die erste Tasse Kaffee getrunken, das erste Stück Kuchen gegessen worden ist und die Ergotherapeutin weiter mit Herrn Wagner über Kuchenessen und Kaffeehäuser spricht, nimmt Frau Jacobs aktiv Kontakt zu Herrn Wagner auf und sagt: *„Möchtest du noch ein Stück?"*

An dieser Situation wird sichtbar, wie Selbstwirksamkeitserfahrungen Motivation stiften und aktive Partizipation möglich machen. Indem die Ergotherapeutin die Beantwortung der Frage, wer den Kuchen gebacken habe, übernimmt, vermittelt sie Frau Jacobs Sicherheit und Herr Wagner wird sowohl in seiner Intention den Kuchen zu loben bestärkt sowie in seinem Redebedürfnis abgeholt. Die Anerkennung für den Kuchen, die Frau Jacobs dabei erhalten hat, ist eine wichtige Selbstwirksamkeitserfahrung, da ihr Schaffen wahrgenommen und gewürdigt wurde. Dieses positive Erlebnis macht es ihr möglich, von sich aus eine erste Kontaktaufnahme mit Herrn Wagner, dem anderen Gruppenteilnehmer, zu wagen.

Eine weitere methodische Möglichkeit ist es, in manchen Situationen Aufgaben zu verteilen und somit **eine Struktur zu geben.** Der Grundsatz bleibt, keinen/keine Teilnehmer*in mit (sozial) zu anspruchsvollen Aktivitäten zu überfordern. Nimmt der/die Ergotherapeut*in bei einem/einer Klient*in ein

Bedürfnis wahr, aktiv zu werden und sich am Geschehen zu beteiligen, kann daran angeknüpft und eine Aufgabe zugeteilt werden. Dieses Zuteilen kann besonders dann hilfreich sein, wenn der/die Ergotherapeut*in vermutet, dass es die Person überfordert, aus eigener Initiative heraus eine Aufgabe zu übernehmen.

Praxisbeispiel

Die Kaffeerunde ist bereits in vollem Gange. Einige Teilnehmer*innen sind damit beschäftigt, den Kaffee zu kochen, den Tisch zu decken oder die Zeit für ein Gespräch zu nutzen. Herr Babic, ein weiterer Teilnehmer, sitzt am Tisch, beobachtet die Abläufe und wirkt etwas angespannt. Heute beteiligt er sich zum ersten Mal am Tisch sitzend an der Gruppe. Bei den letzten drei Gruppeninterventionen saß er noch abseits beim Radio und hat in erster Linie mit seinem Handy gespielt.

Die Ergotherapeutin nimmt einen Stapel Servietten aus dem Regal und bietet ihm an: *„Falls Sie möchten, könnten Sie diese Servietten falten."* Herr Babic reagiert erleichtert auf dieses Angebot und greift sofort zu den Servietten und beginnt sie zu falten.

Durch die Auswahl sozialer Alltagsaktivitäten, die prinzipiell in der Gesellschaft existieren und an alltägliche Situationen erinnern sollen, wird bereits ein **Bezug zum Alltag** und eine Natürlichkeit hergestellt. Nach ZEPS ist es wichtig, das Setting so zu gestalten, dass sich eine Teilnahme so natürlich wie möglich anfühlt. Aus dem sozialen und positiven Erlebnis einer gemeinsamen Aktivität können im Laufe einer ZEPS-Gruppe Bedürfnisse entstehen, die zum Gesprächsthema gemacht werden bzw. an denen im Sinne der Außenorientierung angeknüpft wird. Durch bekannte und vertraute Aktivitäten finden die Teilnehmer*innen leichter einen Zugang zu ihren Bedürfnissen, da sie sich an frühere Erlebnisse erinnern oder an die Aktivität positive Vorstellungen und Gefühle geknüpft sind.

Praxisbeispiel

In derselben ZEPS-Runde zeigt sich Frau Jacobs sehr dankbar und berührt, dass den anderen ihr Kuchen so gut schmeckt. Sie genießt die entspannte Atmosphäre und den Austausch mit den anderen Teilnehmer*innen. Plötzlich beginnt sie zu erzählen: *„Früher war ich regelmäßig in solchen Kaffeerunden dabei. Wir waren eine Runde von Freundinnen und eigentlich war das ein wöchentlicher Fixpunkt. Lange ist das schon her … . Ich bin dann* *immer seltener hingegangen wegen der Krankheit und gemeldet hab ich mich auch nicht mehr, weil ich mich so geschämt hab. Aber jetzt merk' ich gerade, wie gut mir das eigentlich heute tut und dass ich diese Runden vermisse."*

Ein weiterer Vorteil von Alltagsaktivitäten ist es, dass die Teilnehmer*innen die Möglichkeit haben, sich einzubringen, indem sie z.B. Vorschläge für Aktivitäten in der Gruppe machen können. Dies gelingt dann, wenn die Teilnehmer*innen mit vertrauten und alltäglichen Aktivitäten zu tun haben. Die Klient*innen bekommen die Möglichkeit, mitzubestimmen und **Empowerment** zu erleben. Das Wichtigste dabei ist, dass der/die Ergotherapeut*in eine Offenheit und Bereitschaft mitbringt, Inputs von den Teilnehmer*innen aufzugreifen und das Setting so zu gestalten, dass diese Beiträge umgesetzt werden können.

Praxisbeispiel
Herr Okotie nimmt zum zweiten Mal an der Gruppe teil. Beim ersten Mal wirkte er anfangs sehr skeptisch. Er zeigte ein eher zurückhaltendes und beobachtendes Verhalten, blieb jedoch bis zum Schluss. Bei der heutigen Kaffeerunde bringt er sich bereits mehr ein. Er beteiligt sich an den Tischgesprächen und fragt in die Gruppe: *„Spielt jemand gerne Karten?"* In dieser Frage steckt auch ein Vorschlag für die Gestaltung der Gruppe. Die Ergotherapeutin greift diese Idee im Sinne des aktiven Zuhörens auf und sagt: *„Ah, Karten spielen ist eine gute Idee. Ich würde gerne mitspielen."* Herr Wagner steigt auf den Vorschlag auch sofort ein und fragt nach, welche Spiele Herr Okotie kennt. Es entsteht ein angeregtes Gespräch über bekannte Kartenspiele.

Abschluss der Gruppe

Es ist wichtig, eine ZEPS-Einheit mit der Stimmung und dem erlebten Gefühl von Zugehörigkeit zu beenden. Der Abschluss der Gruppe kann in Form eines **Feedbacks** stattfinden. Wichtig hierbei ist, den abschließenden Worten der Teilnehmer*innen Raum zu geben, diese jedoch nicht zu erwarten. Möglich ist auch, dass der/die Ergotherapeut*in ein Feedback in Form einer Zusammenfassung formuliert, das keine Bewertungen beinhaltet. Es obliegt der empathischen Einschätzung des/der Ergotherapeut*in, ob für den Abschluss der Gruppe ein Feedback eine sinnvolle Intervention darstellt bzw. wie ausführlich es gestaltet wird. Die Gruppenleitung beachtet hierbei die Gruppendynamik, die entstandene Stimmung und die Natürlichkeit der Situation. Entscheidet sich der/die Ergotherapeut*in allerdings in einer unpassenden Situation für ein Feedback, kann dies die natürliche Atmosphäre beeinflussen und eine künstlich hierarchische Situation zwischen Teilnehmer*innen und Gruppenleiter*in erzeugen. Auch ein Abschluss ohne Feedback kann ein natürlicher und stimmiger Abschluss sein, der allen Prinzipien des ZEPS entspricht, wie im folgenden Beispiel aus der Praxis beschrieben wird.

Praxisbeispiel

Ein Klient sieht auf die Uhr und erkennt, dass die Einheit bald zu Ende ist. Daraufhin sagt er: *„Oh, schon so spät, das war jetzt so gemütlich, dass die Zeit schnell vergangen ist."* Diesen Input greift die Ergotherapeutin auf und sagt: *„Ja genau, die Gruppe ist jetzt bald zu Ende. Ich werde mal beginnen, ein bisschen wegzuräumen."* Die Ankündigung der Absicht aufzuräumen, kann als Impuls wirken und andere Teilnehmer*innen motivieren, beim Wegräumen unterstützend tätig zu werden. Aufgaben können im Sinne der Methode „Struktur geben" verteilt werden, jedoch wird keine Person dazu aufgefordert, wenn es sie überfordern würde – das Prinzip der Druckfreiheit und Selbstbestimmung bleibt auch hier erhalten. Frau Martínez bietet ihre Unterstützung an und sagt: *„Ich könnte schon mal das Geschirr in die Spülmaschine einräumen."* Die Ergotherapeutin greift dies auf und sagt: *„Wenn Sie möchten, gerne."* Sie vermittelt ihr damit, dass Frau Martínez mitarbeiten kann, es jedoch nicht von ihr erwartet wird. Herr Wagner und Herr Okotie führen noch ihr Gespräch weiter. Frau Jacobs hört ihnen zu, beteiligt sich jedoch nicht weiter am Gespräch, ebenso Herr Yilmaz. Nachdem alles weggeräumt ist, beendet die Ergotherapeutin die Gruppe mit dem Satz: *„Wir sind jetzt schon am Ende der Gruppe. Danke, dass Sie heute zu unserer Kaffeerunde gekommen sind. Ich wünsche Ihnen noch einen schönen Tag. Nächste Woche, wieder am Donnerstag um dieselbe Uhrzeit gibt es einen Film-Nachmittag. Sie sind herzlich willkommen."*

4.2.3 Fassen wir zusammen …

Entscheidend für Interventionen nach Ansatz 1 ist, dass die Teilnehmer*innen in Rahmen einer gemeinsamen sozialen Alltagsaktivität Zugehörigkeit erleben und Selbstwirksamkeitserfahrungen sammeln. Hierbei steht das Erleben im Vordergrund, wodurch der/die Ergotherapeut*in, der/die sich als Gastgeber*in versteht, gewährleistet, dass die Aktivität passiert, ohne ein Aktivsein von den Teilnehmer*innen zu fordern. Durch die Auswahl von sozialen

Alltagsaktivitäten wird bereits ein Bezug zum Alltag und eine Natürlichkeit hergestellt.
Die Gruppe wird den Klient*innen in Form einer Einladung angeboten. Bereits hier kommen die therapeutische Grundhaltung und die Prinzipien *Druckfreiheit, Natürlichkeit, Selbstbestimmung* zum Tragen. Vorab im Einzelsetting vorbereitende Tätigkeiten zu übernehmen, ermöglicht Menschen, die als noch nicht „gruppenfähig" gelten bzw. sich noch nicht sicher fühlen, eine erste Teilhabe an dem Gruppengeschehen, ohne direkt mit anderen außer dem/der Ergotherapeut*in in Kontakt zu treten. Anhand der oben beschriebenen Methoden – *stummer Impuls, Benennen der Aktivität, Übernehmen von Handlungsschritten* und *Struktur geben* – wird das Geschehen durch den/die Ergotherapeut*in am Laufen gehalten und allen eine druckfreie Teilnahme an der Aktivität ermöglicht. Dadurch können die Teilnehmer*innen Selbstwirksamkeitserfahrungen, positive Erlebnisse, Empowerment und Zugehörigkeit erleben. Diese Erlebnisse und Erfahrungen sind essentiell, um Motivation und Mut zu Interaktion zu entwickeln und sozialen Ängsten entgegenzuwirken.
Das Ende der Einheit soll natürlich und stimmig gestaltet werden, sodass die entstandene Atmosphäre und das Gefühl von Zugehörigkeit erhalten bleiben und das soziale Gruppenerlebnis positiv abschließt.

4.3 ANSATZ 2 – Perspektiven schaffen – Auseinandersetzung mit einer Handlungsrolle

4.3.1 Das Wichtigste in Kürze

Intervention: Gesprächsrunde zu einem Alltagsthema, zu einer sozialen Handlungsrolle mit der Möglichkeit zum Austausch unter Peers

Ziel dieser Intervention ist es,

- dass sich Teilnehmer*innen mit einem Thema aus dem Alltag im Zusammenhang mit einer sozialen Handlungsrolle auseinandersetzen.
- Bewusstsein zu schaffen über vorhandene und/oder verloren gegangene soziale Handlungsrollen.
- dass Teilnehmer*innen eigene Bedürfnisse erkennen, sowie gegebenenfalls einen Veränderungswunsch feststellen und eine eigene Perspektive für die Zukunft entwickeln.

Zielgruppe sind Menschen, die Schwierigkeiten bei der Ausführung einer Handlungsrolle haben.

Gruppengröße: drei bis sechs Teilnehmer*innen

Dauer: 60 bis 90 Minuten, je nach Setting bzw. Ressourcen der Teilnehmer*innen

Rolle des/der Ergotherapeut*in: Einerseits nimmt der/die Ergotherapeut*in am Gespräch teil, andererseits gibt er/sie auch den Rahmen und die Struktur der Intervention vor. Er/Sie bietet die Möglichkeit zum Gespräch und zur Diskussion. Es ist möglich, dass er/sie auch selbst Inputs bringt, tendenziell hält er/sie sich jedoch im Gruppenprozess zurück. Seine/Ihre zentrale Aufgabe ist, ein Setting zu ermöglichen, in dem Klient*innen ihr eigenes Erfahrungswissen einbringen und sich als Peers unterstützen und austauschen. Klient*innen nehmen sich als Expert*innen wahr und diskutieren ihr Wissen aus der Betroffenen-Perspektive. Dabei besteht das Ziel darin, den Klient*innen ein Gefühl von Selbstbestimmung und Empowerment zu ermöglichen.

Wichtigste Prinzipien:
Druckfreiheit | Selbstbestimmung | Natürlichkeit

Ablauf:
1. Allgemeine Auseinandersetzung mit dem Thema
2. Persönlichen Bezug zum Thema herstellen
3. Persönliche Bedürfnisse/Ressourcen erkennen
4. Erste Ideen zur Zielerreichung

Schlagwörter:
Alltagsnähe | Klient*innenzentrierung | Peergroup | Empowerment | Motivation entwickeln | Selbstwirksamkeit | Fördern ohne Fordern | Außenorientierung | Selbstbestimmung

Mögliche Aktivitäten/Interventionen:
Freizeitgestaltung | Tagesstruktur | Arbeit/Produktivität | Ressourcen | Entspannung | Social Media – Apps | Umgang mit Geld

Zur Erinnerung: die drei Grundprinzipien *(siehe Kapitel 3.3)*

- **Selbstbestimmung** bedeutet: Die Teilnahme an der Gruppe ist stets freiwillig. Auch innerhalb der Gruppe ist es jeder Person selbst überlassen, wie weit sie sich aktiv einbringen oder sich überhaupt mit dem Thema auseinandersetzen möchte.
- **Natürlichkeit:** Für die Klient*innen bedeutet das, in einem möglichst angenehmen, natürlichen Rahmen an der Gesprächsrunde teilzunehmen und sich dabei mit einem Thema auseinanderzusetzen, das mit dem eigenen Alltag zu tun hat. Der/Die Ergotherapeut*in ist im Rahmen der ZEPS-Gruppe nach Ansatz 2 – *Perspektiven schaffen* ein/eine Mitdiskutierende*r.
- **Druckfreiheit** beginnt bereits bei der Einladung. Innerhalb der Gruppe bedeutet es für den/die Ergotherapeut*in, die Klient*innen nicht persönlich aufzufordern, sich aktiv an der Gruppe zu beteiligen. Er/Sie versucht hingegen, die Gruppe so angenehm wie möglich für die Klient*innen zu gestalten und unangenehmen Situationen vorzubeugen.

4.3.2 Was ist das Besondere?

Bei Ansatz 2 – *Perspektiven schaffen* handelt es sich um eine Gesprächsrunde zu einem je nach Bedürfnissen und Ressourcen der Klient*innen ausgewählten Alltagsthema bzw. zu einer sozialen Handlungsrolle, wie beispielsweise Freund*in, Arbeitnehmer*in oder Klient*in sein. Ziel der Gruppe ist es, Bedürfnisse zu erkennen und somit Bewusstsein zu schaffen, ob es einen Veränderungswunsch in einem oder mehreren Lebensbereichen gibt.

Der Ablauf unterscheidet sich wesentlich von dem in Ansatz 1 – *Zugehörigkeit erleben*. Er ist in vier Phasen gegliedert, die untenstehend genauer beschrieben werden. Die vierte Phase (Erste Ideen zur Zielerreichung) ist bei der Durchführung der Gruppe optional, das heißt, sie wird nur dann durchgeführt, wenn es sowohl die zeitlichen Ressourcen als auch das Interesse und die Bereitschaft der Teilnehmer*innen erlauben.

Jedes Thema, das in dieser Gruppe besprochen wird, ist nach diesen vier Phasen aufgebaut.

Was ist aber jetzt das Besondere an dieser Gesprächsrunde? Was macht eine ergotherapeutische Gesprächsrunde im ZEPS-Konzept nach Ansatz 2 – *Perspektiven schaffen* aus?

Relevante Themen aus dem Alltag

Der/Die Ergotherapeut*in wählt das Thema immer nach aktuellen Problemen und Ressourcen der Klient*innengruppe und gewährleistet somit Klient*innenzentrierung und Alltagsnähe.

Die Themenvorschläge, die wir im Rahmen dieses Manuals liefern, resultieren aus den Erfahrungen aus der Praxis und spiegeln die häufig genannten Ziele der Klient*innen wider. Beispiele für diese häufig genannten Ziele sind das Erstellen und Halten einer Tagesstruktur, sich die Freizeit gestalten zu können, eine eigene Wohnung zu haben oder eine sinnvolle Aufgabe für sich zu finden (z.B. Arbeit).
Klient*innen, die an der ZEPS-Gruppe nach Ansatz 2 teilgenommen haben, haben immer wieder rückgemeldet, dass sie sich durch die angesprochenen Themen in ihren Anliegen ernstgenommen und sich in ihren Alltagsproblemen verstanden fühlen.

(Erfahrungs-)Wissen unter Peers austauschen
„Dann ist es also doch wieder ein edukativer Ansatz?" – diese Frage stellte eine Teilnehmerin in einer ZEPS-Fortbildung. Und ja, irgendwie schon. Der Unterschied zu klassischen edukativen Gruppen ist, dass in der ZEPS-Gruppe nach Ansatz 2 der Input und die Informationen nicht (nur) von dem/der Ergotherapeut*in kommen, sondern sich die Klient*innen in einer beratenden Rolle erleben. Jeder/Jede Teilnehmer*in der Gruppe bringt Erfahrungen und Wissen mit. Ziel ist ein Austausch auf Augenhöhe. Klient*innen können sich gegenseitig mit dem persönlichen Erfahrungsschatz und Wissen weiterhelfen und sich darüber austauschen. Sie können miteinander teilen, was sie zu einem Thema schon erlebt oder empfohlen bekommen haben.
Das Zusammentreffen von Peers ist hier klar eine Ressource. Die Teilnehmer*innen erkennen, dass auch andere Personen mit ähnlichen Problematiken konfrontiert sind, und lassen sich unserer Erfahrung nach dadurch besser auf das Thema ein.

Bedürfnisse und Veränderungswünsche selbst entdecken, statt therapeutische Empfehlungen übergestülpt zu bekommen
Es ist nicht Ziel der Gruppe, Fähigkeiten zu trainieren oder den Klient*innen allgemeine Informationen und Empfehlungen überzustülpen. Vielmehr geht es darum, durch die persönliche Auseinandersetzung mit einem Thema aus dem eigenen Alltag gegebenenfalls einen Veränderungswunsch selbst festzustellen und ihn als Ziel weiter zu verfolgen. Dadurch erleben die Klient*innen sich selbst als Gestalter*innen für ihre ganz persönliche Lebenssituation und können den weiteren Therapieprozess aktiv mitgestalten – sie erleben Empowerment.

Empowerment: mehr Motivation durch Selbst-Entdecken und Mitgestalten
Unsere Erfahrung zeigt klar, dass das eigene Herausfinden von Problemen und in weiterer Folge von Veränderungswünschen einen erheblichen Effekt auf die Motivation des/der Klient*in hat.
Das zeigt sich eindrücklich in der Praxis bei *Frau Fischer*. Erinnern Sie sich an ihre Beschreibung aus dem Einleitungskapitel? Sie lehnte wochenlang in verschiedenen Settings den Vorschlag ab, sich durch eine weiterführende Therapie im Rahmen eines Tageszentrums eine stabile Tagesstruktur zu schaffen. Das sei doch so förderlich und wäre so hilfreich für sie, so die Mitglieder des interdisziplinären Teams. Frau Fischer konnte nicht erkennen, welchen Mehrwert das Tageszentrum für sie haben würde und fand das deshalb nicht notwendig. Als sie sich allerdings in der ZEPS-Gruppe zum Thema Tagesstruktur austauschen konnte und sie in der Auseinandersetzung ihren derzeitigen Tagesablauf buchstäblich bildlich vor Augen hatte, begann sie eine andere Sichtweise auf die Tagesklinik zu bekommen. Mit einem klaren, eigenen Ziel vor Augen verbesserte sich die Motivation im Therapieprozess schlagartig.

Es ist jedoch nicht immer so, dass Klient*innen in kurzer Zeit einen Veränderungswunsch entdecken oder diesen entwickeln, auch wenn der/die Ergotherapeut*in vom Veränderungsbedarf im Alltag des/der Klient*in überzeugt ist. Im Sinne des Empowerments und der Klient*innenzentrierung – und auch im Sinne der Selbstbestimmung und Druckfreiheit – gilt es, das momentane Nicht-Vorhandensein von Wünschen als Ergotherapeut*in zu akzeptieren. Das führt uns auch zu der besonderen therapeutischen Haltung im ZEPS.

Therapeutische Haltung: abwarten, mitdiskutieren, strukturieren auf Augenhöhe
In der ZEPS-Gruppe nach Ansatz 2 – *Perspektiven schaffen* soll sich der/die Ergotherapeut*in möglichst natürlich wie jedes andere Mitglied in der Gruppe einbringen. Er/Sie gestaltet die Diskussionen mit, tauscht sich aus, hört zu und bringt sich ein. Gleichzeitig ist es oft erforderlich, strukturierend einzugreifen oder neue Inputs zu liefern.
An oberster Stelle steht hier das Wohlbefinden der Teilnehmer*innen innerhalb der Gruppe. Sie sollen sich nach dem Prinzip der Druckfreiheit zu keinem Zeitpunkt gezwungen fühlen, etwas sagen oder sich aktiv in das Geschehen einbringen zu müssen. Bei einer sehr angeregten Diskussion kann es sein, dass der/die Ergotherapeut*in feststellt, dass sich ein/eine Klient*in unwohl fühlt oder überfordert ist. Ein strukturierender und trotzdem natürlicher Input könnte es sein, eine kurze Pause vorzuschlagen oder auch einen Kaffee zuzubereiten und den/die betreffende/n Klient*in um Unterstützung zu bitten. Für den/die Klient*in wird es druckfreier sein, sich kurz aus der Gruppe

zurückziehen zu können, als sich weiterhin in der Überforderung gefangen zu fühlen.
Der ständige Balanceakt zwischen Abwarten, Mitdiskutieren oder dem Geben strukturierender Inputs erfordert von dem/der Ergotherapeut*in eine besonders wachsame, sensible Vorgehensweise. Feingefühl ist gefragt – wann ist es Zeit, sich einzubringen, wann ist es besser, abzuwarten und sich zurückzunehmen, um anderen Teilnehmer*innen die Chance zu geben, Inputs zu bringen oder zu diskutieren.

Auch passive Teilnahme möglich

Mittels der oben beschriebenen Haltung des/der Ergotherapeut*in wird ein möglichst druckfreier Rahmen geschaffen. Den Klient*innen soll es dadurch ermöglicht werden, sich passiv an der Gruppe zu beteiligen, das heißt, zuzuhören und sich gedanklich mit dem Thema auseinanderzusetzen, wenn sie das möchten. Jeder/Jede entscheidet selbst, inwieweit er/sie sich mit dem Thema beschäftigen möchte und ob er/sie sich dazu äußern möchte.
Vergessen wir nicht, dass auch ein Gespräch eine soziale Aktivität ist und somit die Handlungen innerhalb dieser Gesprächsrunde nach den sechs Leveln eingestuft werden können.

Level	Soziale Anforderung	Beispiel
1	Alleine	Vorbereitungen treffen, z. B. den Raum für die Gruppe vorbereiten, Stifte hinlegen, Wasser und Gläser bereitstellen etc.
2	Nebeneinander	Am Tisch sitzen, einen Platz in der Gesprächsrunde einnehmen und den Gesprächsthemen lauschen
3	In Kontakt sein	Anschauungsmaterial, beispielsweise Bildkarten in die Hand nehmen und ansehen, kommentieren, was man auf dem Bild sieht
4	Gemeinsam	Sich am Gespräch beteiligen (sowohl nonverbal: Blickkontakt aufnehmen/halten, nicken/zustimmen als auch verbal: Fragen stellen, Input liefern etc.), auf Aussagen anderer Bezug nehmen und anknüpfen
5	Helfen	Versuchen, die Fragen der anderen zu beantworten (Hilfestellung), jemandem einen Stift reichen, jemandem einen Tipp geben
6	Verantwortung übernehmen	Ein Gespräch oder eine Diskussion initiieren/leiten/aufrechterhalten, die Rolle des/der Gesprächsleiter*in übernehmen

In sich abgeschlossene Einheiten

Je nach Institution und Setting kann die Aufenthaltsdauer der Klient*innen sehr variieren. Deshalb ist der Aufbau des Ansatz 2 – *Perspektiven schaffen* so konzipiert, dass die Einheiten in sich abgeschlossen sind. Bereits die einmalige Teilnahme ermöglicht es, sich intensiv mit einer Thematik aus dem eigenen Alltag auseinanderzusetzen. Dennoch ist es möglich, beispielsweise im Rehabilitationssetting, ein Thema über mehrere Einheiten aufzubauen.

Interdisziplinäres Weiterarbeiten im anschließenden Einzelsetting

Wie wir nun bereits wissen, ist es nicht Ziel der Gruppe, den Klient*innen Informationen oder Empfehlungen überzustülpen. Sie werden hingegen mit dem Wissen ausgestattet, wo sie sich weiterführende Informationen holen können, wenn sie das Bedürfnis danach haben. Ziel ist unter anderem, dass Klient*innen im Anschluss an die Gruppe wissen, an wen im interdisziplinären Team sie sich wenden können, wenn sie ihren Veränderungswunsch weiterverfolgen möchten. Somit kann im anschließenden Einzelsetting interdisziplinär und klientenzentriert an den von dem/der Klient*in entdeckten neuen Zielen weitergearbeitet werden. Die Wichtigkeit dieser Methode zeigt sich in so gut wie jeder Einheit: sei es beim Organisieren eines Jobs, bei Unterstützung in der Auswahl einer besseren Wohnmöglichkeit oder mit der Ausarbeitung eines Trainingsprogrammes mit dem/der Physiotherapeut*in. Gezeigt hat sich auch, dass durch die Teilnahme an der ZEPS-Gruppe Ziele häufig nicht nur für Klient*innen, sondern auch für das multiprofessionelle Team klarer werden. Dabei kann es sein, dass Ziele sich verändern und andere Schwerpunkte gesetzt werden.

4.3.3 Ablauf einer Intervention nach Ansatz 2 – *Perspektiven schaffen – Auseinandersetzung mit einer Handlungsrolle* am Beispiel „Tagesstruktur"

Im Folgenden wird detailliert beschrieben, wie der konkrete Ablauf einer Gruppe im ZEPS nach Ansatz 2 – *Perspektiven schaffen* aussieht. Schritt für Schritt wird das theoretische Grundgerüst erklärt, mit dem später jedes beliebige Thema aufgebaut werden kann. Um auch eine praktische Vorstellung von der Gruppe zu bekommen, wird die Theorie von einem Praxisbeispiel begleitet. Dieses zeigt anhand des dort besprochenen Themas „Tagesstruktur", wie die Gruppe aufgebaut sein kann und wie der/die Ergotherapeut*in konkret die Methoden einfließen lässt. „Tipps aus der Praxis" ergänzen das Bild mit praktischen Anregungen aus dem bereits bestehenden Erfahrungsschatz.

4.3.3.1 Auswahl des Themas

Im Folgenden wird beschrieben, wie die Auswahl des Themas abläuft und welche Informationen sowie Informationsquellen hilfreich sind. Das für die ZEPS-Gruppe nach Ansatz 2 – *Perspektiven schaffen* geplante Thema ergibt sich immer aus den jeweiligen Problemen und Ressourcen in den Lebensbereichen der Klient*innen. Es ist also notwendig, als Ergotherapeut*in bereits Informationen zu den jeweiligen Klient*innen zu haben. Im Idealfall werden diese Informationen im ergotherapeutischen Erstgespräch erhoben, da es einen guten Überblick über den momentanen Alltag der Person bietet. Ein vorhergehendes ergotherapeutisches Erstgespräch ist also ideal, aber keine Voraussetzung für die Teilnahme an der Gruppe.
Es ist ebenso möglich, die Informationen von anderen Mitgliedern des interdisziplinären Teams beispielsweise in einer Teambesprechung zu bekommen. Der/Die Klient*in wird dann zur Gruppe eingeladen, wenn das Thema etwas mit der Lebensrealität des/der Klient*in zu tun hat. Nicht nur wenn in diesem Bereich ein Problem vermutet wird, sondern auch dann, wenn dieser Lebensbereich eine Ressource im Alltag darstellt.

Praxisbeispiel

In der Planung der ZEPS-Gruppe nach Ansatz 2 – *Perspektiven schaffen* fällt der Ergotherapeutin auf, dass es momentan mehrere Klient*innen auf der psychiatrischen Reha-Station gibt, die Schwierigkeiten in der Strukturierung ihres Tagesablaufes zu haben scheinen.
Von einer Pflegeperson wurde beobachtet, dass *Herr Grünwald* kaum etwas mit dem Tag anzufangen weiß und zu Hause die meiste Zeit im Bett verbringt. *Herr Jovanovic* berichtet im Erstgespräch, dass er mit seiner Tagesgestaltung überhaupt nicht zufrieden ist und sich mehr Struktur wünsche.
Frau Fischer wird bald nach längerem Aufenthalt mit der Empfehlung entlassen, die Therapie ambulant fortzusetzen, um sich einen gewissen Tagesablauf beizubehalten und um an ihren Themen weiter arbeiten zu können. Sie möchte sich jedoch momentan nicht auf eine weitere Therapie einlassen, weil sie nicht weiß, was ihr das bringen soll.
Erst kürzlich wurde *Frau Schmidt* aufgenommen. Im Angehörigengespräch wurde vonseiten der Familie berichtet, dass sie sich immer in mehrere, riesige Projekte stürze. Die Familie hat die Sorge, dass sie sich dadurch überfordert. Frau Schmidt hingegen sieht das nicht so und hält von der Einschätzung ihrer Familie nichts. Das einzige Problem sieht sie darin, dass sie in letzter Zeit sehr schlecht geschlafen hat.

Frau Holzapfel erwähnt gegenüber dem Psychologen, es nie zu schaffen, in den Tag zu starten, und sie keinen Sinn darin sehe, warum sie morgens oder überhaupt aufstehen soll. Nach eigener Aussage hat sie keine Ideen, wie sie ihren Tag gestalten kann.
Nachdem es also aktuell mehrere Klient*innen gibt, die das Thema Tagesstruktur zu beschäftigen scheint, entscheidet sich die Ergotherapeutin, dieses Thema in der nächsten ZEPS-Gruppe nach Ansatz 2 – *Perspektiven schaffen* einzubringen.

4.3.3.2 Einladung

Es folgt die persönliche Einladung zur Gruppe. Der/Die Ergotherapeut*in stellt den Klient*innen jeweils im persönlichen Gespräch das geplante Thema kurz vor. Um den Prinzipien der Druckfreiheit und Selbstbestimmung zu entsprechen, ist es wichtig, Informationen zu geben und anschließend die Klient*innen selbst entscheiden zu lassen, ob sie an der Gruppe teilnehmen möchten. Durch die Einladung soll klar werden, dass auch eine Ablehnung kein Problem ist. Außerdem können Vorinformationen Druck nehmen, weil die Klient*innen einschätzen können, was sie ungefähr erwarten wird.
Es empfiehlt sich, die Gruppenzusammensetzung im Vorhinein gut zu überlegen. Es sollten mindestens zwei Teilnehmer*innen eingeladen werden, die sich aller Voraussicht nach am Gespräch aktiv beteiligen werden. Dieser Faktor macht den Ansatz 2 zum höherschwelligeren Ansatz – im Gegensatz zu Ansatz 1 ist es nicht möglich, dass alle Klient*innen sich für eine passive Teilnahme entscheiden, weil so kein Gespräch entstehen könnte. Sollte es aufgrund der aktuellen Klient*innengruppe nicht möglich sein, zwei potenziell aktiv teilnehmende Klient*innen einzuladen, so bietet sich in diesem Fall Ansatz 1 – *Zugehörigkeit erleben* an.

Praxisbeispiel

„Guten Morgen, Herr Grünwald! Heute um 14 Uhr machen wir eine Gruppe zum Thema Tagesstruktur. Es geht darum, wie man seinen Tag gestalten kann. Ich möchte Sie gerne dazu einladen. Sie können gerne mal kommen und zuhören, um herauszufinden, ob Sie das Thema auch interessiert. Ich lasse Ihnen diese Einladung am Nachttisch, da stehen alle wichtigen Informationen drauf."

Die Ergotherapeutin lädt alle potenziellen Teilnehmer*innen in ähnlicher Weise zur Gruppe ein – auch *Frau Holzapfel.* Sie lehnt jedoch ab, da sie heute am Nachmittag lieber auf Ausgang gehe. Für die Ergotherapeutin ist diese Ablehnung im Sinne der Druckfreiheit und Selbstbestimmung in Ordnung, sie fragt, ob sie ihr vielleicht trotzdem bei den Vorbereitungen für die Gruppe helfen möchte, was Frau Holzapfel gerne macht.

Tipp aus der Praxis

> **Einladung** zur Alltagsgruppe
>
> *Gesprächsrunde zum Thema Tagesstruktur*
>
> Am Donnerstag, 25.11.2021
>
> Von 14:00–15:30 Uhr im Ergotherapie-Gruppenraum

Im angeführten Praxisbeispiel wird die Gruppe „Alltagsgruppe" genannt. Diese allgemeine Bezeichnung ermöglicht es dem/der Ergotherapeut*in, vor jeder Gruppe spontan zu entscheiden, ob Ansatz 1 oder Ansatz 2 für die momentane Klient*innengruppe besser passt. Unserer Erfahrung nach ist das vor allem im akutpsychiatrischen Setting hilfreich, da die Zusammensetzung der Teilnehmer*innen sich aufgrund der jeweils kurzen Aufenthaltsdauer rasch ändert. Dadurch ist es notwendig, flexibel entscheiden zu können, ob man in der nächsten ZEPS-Gruppe das Ziel „Zugehörigkeit erleben" oder „Perspektiven schaffen" verfolgt. Somit kann die Gruppe im Therapieplan immer den gleichen Namen tragen, der Inhalt jedoch an aktuelle Bedürfnisse und Ressourcen der Klient*innengruppe angepasst werden. Eine weitere mögliche „allgemeine" Bezeichnung ist „Mein Alltag und ich-Gruppe".
Außerdem kann jede Gruppe flexibel nach dem Inhalt, also dem Gesprächsthema, benannt werden oder bei einem fixen Gruppennamen das Thema als Untertitel ergänzt werden.

*4.3.3.3 Vorbereitungen: die Vorbereiter*innen-Rolle*

Wie bei Ansatz 1 – *Zugehörigkeit erleben* gibt es auch vor der Gesprächsrunde einige vorbereitende Arbeiten zu erledigen, bei denen man einen/eine Vorbereiter*in mit einbeziehen kann. Zur Erinnerung: Die Vorbereiter*innen-Rolle ist eine Möglichkeit, um Menschen, die sich im Gruppensetting noch unwohl fühlen, bereits in eine soziale Aktivität (Level 1 der Involviertheit bei sozialen Aktivitäten, *siehe Kapitel 3.1*) mit einzubeziehen. Der/Die Vorbereiter*in kann ebenfalls zur Gruppe eingeladen werden. Wie alle anderen soll er/sie jedoch selbst entscheiden können, ob er/sie teilnehmen möchte.

Gemeinsam können Vorkehrungen für ein möglichst natürliches Setting der Gesprächsrunde getroffen werden: Tische und Sessel müssen vielleicht zurechtgerückt werden. Es empfiehlt sich, die Tische so aufzustellen, dass alle

Teilnehmer*innen inklusive des/der Ergotherapeut*in einander gut sehen. Gläser, Wasser und eventuell auch Kaffee und Tee können vorbereitet und auf den Tisch gestellt werden. Es bietet sich an, Stifte und leere Zettel als stummen Impuls bereitzulegen – sie laden später dazu ein, sich Notizen zu machen.

Tipp aus der Praxis

Das Bereitlegen von Stiften und Zetteln kann als stummer Impuls wirken und einen auffordernden Charakter haben. Für eine Gesprächsrunde wirkt es natürlich, etwas zum Mitschreiben anzubieten. Es nimmt außerdem den Druck, danach fragen zu müssen, falls sich jemand etwas aufschreiben möchte.

Praxisbeispiel

Frau Holzapfel bereitet gemeinsam mit der Ergotherapeutin alles vor. Da es um das Thema Tagesstruktur gehen wird, werden zusätzlich zu den oben erwähnten allgemeinen Vorbereitungen Farbstifte, Bildkarten, auf denen Alltagssituationen abgebildet sind, und Arbeitsblätter bereitgelegt. Die Bildkarten wecken bei Frau Holzapfel das Interesse, sie schaut sich die Karten interessiert an und kommt mit der Ergotherapeutin darüber ins Gespräch. Das nützt die Ergotherapeutin und teilt Frau Holzapfel mit, dass die Gruppe mit dem Thema Tagesstruktur heute um 14 Uhr stattfindet, und falls sie jetzt doch Lust bekommen hat, sie gerne kommen kann.

4.3.3.4 Beginn der Gruppenintervention

Alle Teilnehmer*innen werden begrüßt. Es empfiehlt sich, noch kurz zu warten, falls noch jemand verspätet kommt. Es sollte jedoch mitgeteilt werden, wenn noch auf jemanden gewartet wird, da stille Wartezeiten Druck erzeugen und eine unangenehme Stimmung verursachen können. Das Benennen hingegen schafft Klarheit und Sicherheit. *„Wir warten noch kurz, ich habe gerade Fr. S. auf dem Gang getroffen, sie kommt gleich nach."* In der Zwischenzeit kann beispielsweise Wasser angeboten werden, außerdem ist es ein guter Zeitpunkt, um durch Small Talk schon eine gemütliche Atmosphäre zu schaffen. Wenn sich die Klient*innen noch nicht kennen, kann ein kurzes Vorstellen untereinander angenehm sein. Zu beachten ist, dass eine Vorstellungsrunde, in der reihum jeder/jede etwas zur Person sagen muss, druckvoll ist. Die Klient*innen könnten durch das plötzliche, vielleicht unerwartete

Etwas-sagen-Müssen ein unangenehmes Gefühl bekommen. Der/Die Ergotherapeut*in kann deshalb das Vorstellen initiieren oder auch für die Teilnehmer*innen übernehmen. Ein lockeres *„Ah, ich denke, Sie kennen einander noch nicht, das ist Herr W."* ist natürlich und nimmt den Druck.

Tipp aus der Praxis

Es hat sich bewährt, sich als Ergotherapeut*in mitten in die Gruppe und nicht als „Vorsitzende/r" ans Tischende zu setzen. Das erleichtert es, selbst mehr in die Rolle des/der Teilnehmenden und Mit-Diskutierenden zu schlüpfen.
Auch kann beim Ankommen Musik im Hintergrund laufen wie auch bei Ansatz 1, da das erfahrungsgemäß zu einer angenehmen Atmosphäre beiträgt.

1. Phase: Allgemeine Auseinandersetzung mit dem Thema
In der 1. Phase wird ein gemeinsamer Einstieg, also eine gemeinsame Basis für das Gesprächsthema geschaffen. Ziel ist es, zu klären, worum es im Gespräch gehen soll. Die Frage, der nachgegangen wird, könnte zum Beispiel lauten: *„Was versteht man allgemein unter dem Thema Freizeit? Was bedeutet der Begriff? Was versteht jeder/jede unter diesem Begriff? Was könnten andere darunter verstehen? Wie würde der Begriff umschrieben oder erklärt werden können? Was machen Menschen in ihrer Freizeit?"* In der 1. Phase ist es nicht notwendig, an sich selbst zu denken, sondern das Thema wird sehr allgemein gehalten.

Bewährt hat sich ein Einstieg mit Bildkarten, die als stummer Impuls auf dem Tisch liegen und zum allgemeinen Austausch anregen *(siehe Kapitel 3.4.5 Stummer Impuls)*. Zum Thema Tagesstruktur können Sie nach der auf S. 2 angegebenen Vorgehensweise Vorschläge für Bildkarten herunterladen. Wir empfehlen die Bilder in Farbe auszudrucken. Ansonsten ist es auch möglich, diese selbst vorzubereiten, beispielsweise indem man Motive aus Zeitschriften ausschneidet oder Bilder aus dem Internet ausdruckt.

Ebenso kann man ein Kreuzworträtsel zum Thema erstellen und es einmal für die Gruppe groß ausgedruckt als stummen Impuls auf die Tischmitte legen. Der Vorteil dabei ist, dass der Auftrag sehr klar ist, was unserer Erfahrung nach bei einer Gruppe mit eher ruhigeren Teilnehmer*innen für diese sehr angenehm sein kann, da sie so leicht ins Gespräch miteinander kommen.

Tipp aus der Praxis

Nicht immer entspricht es dem Prinzip der Druckfreiheit, nur stumme Impulse aufzulegen und darauf zu warten, dass sich ein Gespräch ergibt. Im Gegenteil, es kann eine unangenehme Stille entstehen, die bei jedem/jeder Druck aufbaut, etwas sagen zu müssen, um die Stille zu unterbrechen. Es hat sich deshalb bewährt, je nach Gruppenzusammensetzung in der 1. Phase auch eine klare Einladung für eine konkrete Aktivität zu geben. Das kann sowohl das Ausfüllen eines Kreuzworträtsels sein als auch das Sortieren von Bildkarten in einer bestimmten Art und Weise. Beispielsweise könnte man mitteilen, dass man die Bilder gedruckt und dabei an vier verschiedene Bereiche gedacht hat. Die Aufgabe bestehe darin, die Karten diesen Bereichen zuzuordnen und Überschriften zu finden.
Bedenken Sie, dass der/die Ergotherapeut*in jederzeit sensibel klare Einladungen formulieren kann, um den Druck zu reduzieren. Dabei soll stets die Möglichkeit für alle Teilnehmenden offengelassen werden, passiv teilzuhaben.

Eine weitere Möglichkeit bietet das Erstellen eines Flipcharts zum Thema, beispielsweise eine Mindmap mit Begriffsdefinitionen. Wenn Sie sich an das Kapitel 3.4 „Methoden" erinnern, sind hier das Wahrnehmen, das wiederholende Bestätigen und Paraphrasieren der Aussagen sowie der Ideen der Klient*innen besonders wichtig.

Praxisbeispiel

Von *Frau Holzapfel* wurden bereits vor Beginn der Gruppe im Rahmen der Vorbereiter*innen-Rolle 16 Bildkarten sowie ein Flipchart und Stifte auf dem Tisch bereitgelegt.
Die Bildkarten stellen verschiedene Alltagssituationen aus verschiedenen Lebensbereichen[5] dar. Es gibt je vier Karten zu den Bereichen *Produktivität, Erholung, Freizeit, Selbsterhaltung*. Dargestellt werden beispielsweise: Schlafen, jemand, der Musik hört, Medikamenteneinnahme, ein Kinobesuch, eine Person beim Verputzen einer Mauer, Personen im Sesselkreis bei einer Weiterbildung, ein Vortragender zeigt auf die Tafel.

---

5 Die dargestellten Alltagssituationen auf den Bildkarten orientieren sich in diesem Beispiel an den Lebensbereichen aus dem OPMA (Occupational Performance Model [Australia]). Die Bildkarten können Sie in Ihrem persönlichen Kundenkonto herunterladen. Wir empfehlen, sie in Farbe auszudrucken.

→ Bei den genannten Lebensbereichen und den danach ausgewählten Bildkarten handelt es sich um Vorschläge zur Orientierung für den/die Ergotherapeut*in. Im Laufe der Gruppe sollen eigene Begriffe/Überschriften im Rahmen einer Diskussion von der Gruppe gefunden werden, anstatt von dem/der Ergotherapeut*in vorgegeben zu werden.

Frau Schmidt nimmt gleich die erste Karte in die Hand und beginnt zu beschreiben, was sie darauf sieht. Mit Blick auf die Karte, bei der es um Weiterbildung geht, erzählt sie von einem Projekt, in dem sie als ehrenamtliche Mitarbeiterin Sprachkurse angeboten hat.
Die Ergotherapeutin bemerkt nach einiger Zeit, dass sonst niemand aktiv die Karten in die Hand nimmt und ansieht. Sie übernimmt somit diesen Schritt und beschreibt, dass sie ein Bild einer Suppenküche gefunden hat, bei dem es ebenfalls um freiwillige Arbeit gehen könnte. Nach kurzem Abwarten sieht sie, dass die Gruppe bereits weitere Bilder gefunden hat, in denen es um Arbeit geht, und schreibt diesen Begriff auf das Flipchart. Sie legt die beiden Bilder dazu, über die bereits gesprochen wurde, und wiederholt die vorher von Frau Schmidt genannten Wörter *„ehrenamtliche Mitarbeit"* und schreibt dies zum Oberbegriff Arbeit dazu. Fragend schaut sie in die Gruppe: *„Ob wir noch andere Überschriften zu denselben Bildern finden könnten …?"*

Herr Jovanovic nimmt ein Bild in die Hand und beschreibt: *„Das schaut sehr gemütlich aus! Da liegt jemand in der Wiese und hört Musik. So etwas Chilliges würd' ich auch gerne machen!"* Die Ergotherapeutin greift den Input gleich auf, bestätigt, dass das wirklich chillig und entspannend aussehe und wiederholt dabei die Wörter von Herrn Jovanovic. Diese werden gleich auf dem Flipchart festgehalten und das Bild wird dazugelegt.

Herr Grünwald nimmt das Bild einer schlafenden Person und zeigt es der Ergotherapeutin, fast flüsternd fügt er hinzu: *„Ich denke, das passt da dazu".* Die Ergotherapeutin fordert den Klienten im Sinne der Druckfreiheit nicht auf, es der Gruppe laut mitzuteilen, sondern stellt fest: *„Ah, Herr Grünwald hat noch ein passendes Bild zum Bereich ‚Chillen und Entspannen' gefunden."* Sie wartet kurz ab, ob er das Bild selbst hinlegen möchte. Nachdem er zurückhaltend reagiert, übernimmt sie diesen Schritt für ihn.

Langsam entwickelt sich eine angeregte Gesprächsrunde. Während zwei weitere Bereiche (*„Spaß & Freizeit"* sowie *„Was man so für sich tun muss"*) ergänzt werden, kommen immer wieder zusätzliche Begriffe und Aktivitäten zu den Bereichen dazu, die nicht auf den Bildkarten zu finden sind.

Auch sie werden unter der jeweiligen Überschrift schriftlich festgehalten. Mittlerweile hat Frau Schmidt das Schreiben am Flipchart übernommen. Zwischenzeitlich entsteht eine Diskussion, da Frau Schmidt das Bild einer putzenden Person zu *„Spaß & Freizeit"* legen möchte. Herr Jovanovic sagt, das sei doch kein Spaß, sondern lästige Arbeit. So wird festgestellt, dass verschiedene Aktivitäten von verschiedenen Menschen unterschiedlich erlebt werden können. Das Bild wird in die Mitte des Flipcharts gelegt. Um beide Aspekte aufzugreifen, werden Pfeile zu den Oberbegriffen *„Arbeit"* und *„Spaß & Freizeit"* gezogen.

Herr Grünwald verlässt zwischendurch kurz die Gruppe, um eine Zigarette zu rauchen.

Frau Fischer wirkt während der gesamten allgemeinen Auseinandersetzung interessiert, aber zurückhaltend. Sie beteiligt sich kaum am Gespräch sowie an den Zuordnungen der Bilder.

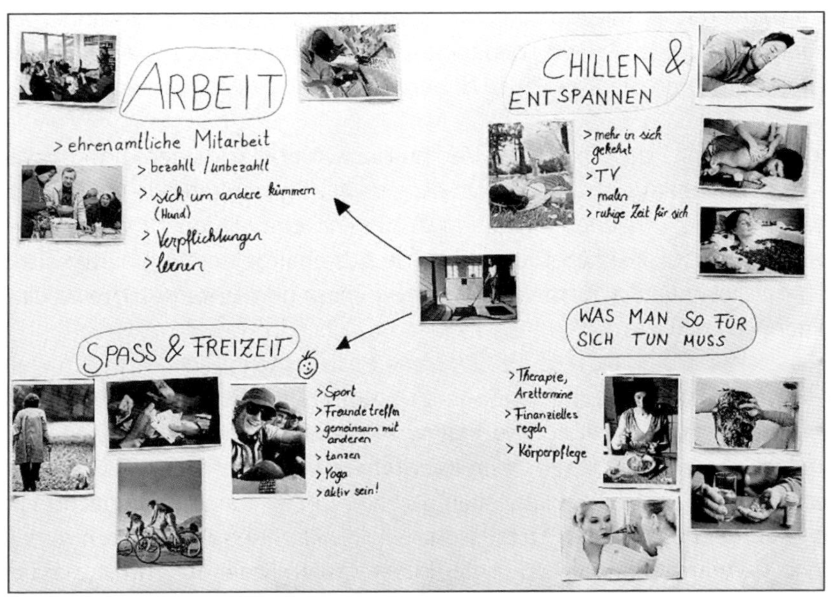

Abb. 1: Flipchart aus der Gruppe

*Die Flipchart ist auch noch einmal farbig in Ihrem persönlichen Kundenkonto hinterlegt.

Tipp aus der Praxis

Die Überschriften, die mit den Teilnehmer*innen gefunden werden, müssen nicht denen aus dem OPMA oder einem anderen ergotherapeutischen Modell entsprechen. Es sollen vielmehr eigene Begriffe in der Klient*innengruppe gefunden werden. Es geht nicht darum, den Teilnehmenden die Definitionen der Lebensbereiche aus verschiedenen Modellen vorzutragen, sondern als Gruppe gemeinsam Überschriften zu finden und zu diskutieren. Ebenso geht es nicht darum, Aktivitäten laut einem Modell richtig zuzuordnen. Vielmehr kann eine Diskussion entstehen, die die Chance bietet, zu erkennen, dass manche Aktivitäten unterschiedlich erlebt werden können, so wie beim Beispiel „Putzen".

Wie sich in der Praxis immer wieder gezeigt hat, ist es wichtig, allen Wortmeldungen der Teilnehmenden Aufmerksamkeit zu schenken und diese auch schriftlich am Flipchart festzuhalten. Es gibt kein Richtig oder Falsch. Aussagen sollen aufgegriffen und wiederholt werden, um das Gefühl zu vermitteln, dass man mit der eigenen Idee gesehen wird und dass einem aktiv zugehört wird. Dabei gilt es für den/die Ergotherapeut*in, die Balance zu finden zwischen dem Aufgreifen von Aussagen und dem Abwarten, um auch anderen Teilnehmer*innen die Chance zu geben, auf Aussagen zu reagieren.

Aber wozu wird das Thema zu Beginn der Gruppe so allgemein gehalten? Für manche erzeugt es weniger Druck, sich ganz grundlegende Gedanken zu einem Thema zu machen, als gleich zu Beginn eingeladen zu werden, über sich selbst nachzudenken. Die allgemeine Auseinandersetzung bietet die Gelegenheit, mit wenig persönlichem Bezug in ein gemeinsames Thema einzusteigen.

Ziel dieser Phase ist es, eine gemeinsame Basis zu schaffen, um sich in weiterer Folge über ein bestimmtes Thema austauschen zu können. In der 1. Phase geht es also darum, sich zu überlegen: *„Was gibt es überhaupt?"* Dadurch ist es für die Teilnehmer*innen möglich, sich frei zu einer Thematik auszutauschen, vorerst noch, ohne über den eigenen Bezug zum Thema nachdenken oder sich gar dazu äußern zu müssen.

Wie in dem Praxisbeispiel wird häufig bereits am Ende der 1. Phase ein persönlicher Bezug zum Thema hergestellt, wie bei *„Ich finde das auf jeden Fall anstrengend …"* oder auch *„Ich putze aber gerne, für mich ist das wie Freizeit"*, was einen guten Übergang zur 2. Phase bietet.

2. Phase: Einen persönlichen Bezug zum Thema herstellen
Nach der allgemeinen Auseinandersetzung mit dem Thema wird in der 2. Phase ein persönlicher Bezug zum Thema hergestellt. Das erfolgt dadurch, dass die Teilnehmer*innen eingeladen werden, darüber nachzudenken, wie sie die thematisierte Handlungsrolle bzw. die bis jetzt besprochenen Aktivitäten in ihrem Leben bisher persönlich erlebt haben. Grundsätzlich können in der 2. Phase persönliche Zugänge in der Gruppe geteilt und Erfahrungen ausgetauscht werden. Würde man für diese 2. Phase nun eine übergeordnete Frage formulieren, so könnte diese lauten: *„Wie geht's mir mit diesem Thema?"* oder *„Welche Erfahrungen habe ich gemacht?"* Es geht nicht mehr darum, wie man allgemein über das Thema denkt, sondern was die einzelne Person damit verbindet.

Die Erfahrung zeigt, dass es am besten ist, allen im Vorfeld die Möglichkeit zu geben, sich individuell Gedanken und Notizen zu dem Thema zu machen, bevor ein Austausch in der Gruppe erfolgt. Bildlich gesehen wird dabei vom großen Gemeinsamen (z. B.: Flipchart, Rätsel oder Bildkarten) zum persönlich Individuellen (eigener Zettel) vorgegangen. Natürlich kann dieser Schritt auch direkt als Gespräch stattfinden. Dabei ist vorher zu betonen, dass sich niemand vor der Gruppe öffnen und persönliche Informationen preisgeben muss. Es ist zu jeder Zeit möglich, zurückhaltend oder passiv am Gruppengeschehen teilzuhaben.

Praxisbeispiel
Die Ergotherapeutin fasst zusammen, was in der 1. Phase passiert ist, und lädt nun ein: *„Bis jetzt haben wir diskutiert, welche Aktivitäten Bestandteil eines Tagesablaufes sein können und welchen Bereichen wir diese Aktivitäten zuordnen würden. Es sind auch schon erste Diskussionen entstanden, dass gewisse Aufgaben nicht von jedem/jeder gleich empfunden werden, wie zum Beispiel das Putzen. Nun kann sich jeder/jede, der/die möchte, überlegen, wie das bei ihm/ihr ganz persönlich aussieht. Ich habe dazu ‚Zeittorten'*[6] *ausgedruckt."* Die Ergotherapeutin teilt diese aus – es bestünde auch die Möglichkeit, dazu einzuladen, sich die Zeittorten selbst zu nehmen. Nachdem die Ergotherapeutin aber bereits weiß, dass Herr Grünwald und Frau Fischer zwar interessiert, aber schüchtern und zurückhaltend sind, übernimmt sie diesen Schritt.

6 Die Zeittorte wurde so, wie sie in Ihrem persönlichen Kundenkonto zum Downloaden bereitsteht, von uns erstellt, jedoch gibt es (nicht nur) in der Ergotherapie „Zeit-Nutzungs-Protokolle", die in den verschiedensten Formen zu finden sind.

„Sie sind eingeladen, sich einen typischen Tagesablauf zu Hause vorzustellen, am besten den eines Wochentages. Damit wir uns beim nächsten Punkt leichter tun, kennzeichne ich jeden Bereich am Flipchart mit einer Farbe." Die vorher gemeinsam gefundenen Begriffe werden mit verschiedenen Farben eingekreist: Arbeit = rot, Chillen & Entspannen = gelb, Spaß & Freizeit = grün, „was man so für sich macht" = blau. *„Wir können nun in unsere Zeittorte eintragen, wie viel Zeit wir am Tag mit welchen Bereichen verbringen. Ich beginne bei 0:00 Uhr (zeigt oben mittig auf die Zeittorte). Bis 6:00 Uhr schlafe ich, also zeichne ich die ersten 6 Stunden meines Tages gelb ein, für Chillen & Entspannen. Nach dem Aufstehen kommen bei mir Aktivitäten, die ich so für mich tue, also zeichne ich eine Stunde blau ein. Jeder/Jede, der/die möchte, kann nun auch für sich so eine Zeittorte ausfüllen."*

Tipp aus der Praxis

Um hier nicht in die beratende/abfragende Rolle zu gelangen, ist es hilfreich, bei dieser Phase mitzumachen und eine eigene Zeittorte auszufüllen, um in weiterer Folge darüber erzählen zu können. Jeder/Jede entscheidet selbst für sich, wie viel er/sie preisgeben möchte. Das gilt genauso für den/die Ergotherapeut*in. In der Praxis hat es sich bewährt, den eigenen Arbeitstag (darüber wissen die Klient*innen ohnehin Bescheid) und alltägliche Arbeiten wie das Ausführen von Haushaltstätigkeiten, ein Spaziergang am späten Nachmittag, Freizeitgestaltung am Abend, Selbstfürsorge ... einzuzeichnen. Es ist nicht notwendig, öffentlich zu machen, was genau man in der Zeit tut, die man als „Spaß" eingetragen hat. Es ist natürlich erlaubt zu sagen, dass man nicht preisgeben möchte, was man in den eingetragenen Zeit-Tortenstücken genau macht. Das wirkt authentischer, als von einem frei erfundenen Tagesablauf zu erzählen, und kann sogar zu einem natürlichen Gesprächsverlauf beitragen.

Die Ergotherapeutin stellt fest, dass sich alle aktiv mit ihren Zeittorten beschäftigen. *Herr Grünwald* ist bereits fertig und sieht sich verunsichert um. Die Wartezeit scheint er als unangenehm zu empfinden. Die Ergotherapeutin fügt hinzu: *„Wenn jemand schon fertig ist mit dem Einzeichnen, kann man sich noch konkret überlegen und jeweils neben die Spalten schreiben, welche Aktivitäten man in dieser Zeit genau macht."* Herr Grünwald wirkt erleichtert über die Idee und beginnt die Aktivitäten aufzuschreiben.

Schon während des Ausfüllens der Zeittorte entstehen Gespräche. *Herr Jovanovic* stellt fest: *„Hm, bis um 16 Uhr ist es eigentlich immer sehr ähn-*

lich, das ist einfacher zum Eintragen für mich. Aber danach ist es irgendwie schwieriger ...“
Die *Ergotherapeutin* greift den Input auf und fügt hinzu: *„Ja! Mir geht's da genauso! Vorher ist bei mir die Arbeit, da ist alles immer gleich, aber die Abende schauen oft recht unterschiedlich aus.“*
Herr Jovanovic: „Genau, also ich brauch' da eine eigene Farbe. Weil in der Zeit am Abend lieg' ich oft nur herum und schau' fern. Eigentlich ist das nicht ‚Spaß', weil ich nichts Lustiges mache. Entspannend ist es auch nicht, eigentlich nervt es mich eher, nichts zu tun zu haben. Und Arbeit, oder was man so für sich tut, ist es schon gar nicht.“ Frau Fischer bringt sich ein: *„Ja voll! Das kenn ich! Das ist eigentlich nur Zeit zum Totschlagen. Die könntest du ja braun einzeichnen!“ Herr Jovanovic: „Ja! Das ist eine gute Idee!“*
Er nimmt den braunen Stift und greift die Idee von Frau Fischer auf.

Nach einiger Zeit fasst die Ergotherapeutin zusammen, dass die ausgefüllte Zeittorte nun aufzeigt, wie viel Zeit man an einem typischen Tag den jeweiligen Bereichen widmet. Mit dem Blick auf die eigene Zeittorte stellt sie fest: *„Ich konnte alle Bereiche eintragen, wobei ich finde, dass der Bereich ‚Spaß & Freizeit' bei mir etwas wenig vertreten ist. Konnten Sie alle Bereiche einzeichnen?“*

Tipp aus der Praxis

Das Erzählen eigener persönlicher Erfahrungen (z.B. Zeittorte) wirkt oft sehr motivierend für Klient*innen, um ebenfalls etwas mit der Gruppe zu teilen. Es wirkt natürlich und der/die Ergotherapeut*in positioniert sich damit klar als ein Teil der Gruppe. Er/Sie macht genau das Gleiche wie alle anderen.

Frau Fischer hat in ihrer Zeittorte Wellenlinien in allen Farben eingezeichnet. Alle Farben überschneiden sich, es scheint keine klare Struktur zu geben. Die Ergotherapeutin benennt das, was ihr auffällt: *„Aha, Frau Fischer, Ihre Zeittorte sieht sehr interessant aus, Sie haben Wellenlinien eingezeichnet!“* Durch das Benennen wird Frau Fischer angeboten, sich dazu zu äußern. Indem die Ergotherapeutin es als Feststellung und nicht als Frage formuliert, gibt sie Frau Fischer die Gelegenheit, nicht zwingend etwas sagen zu müssen. Somit ist es eher eine druckfreie Einladung, mehr dazu zu erzählen. *Frau Fischer* lächelt und erklärt, dass bei ihr jeden Tag immer alles ähnlich sei und dass sie sich noch nie überlegt hätte, das so zu trennen. Sie findet, dass das alles eigentlich ein ziemliches Chaos und Durcheinander bei ihr sei. *Herr Jovanovic* nickt verständnisvoll und beginnt nun auch von seiner Zeittorte zu erzählen. Den Vorschlag von Frau Fischer hat er offensichtlich angenommen und hat die „Zeit zum Totschlagen" braun eingezeichnet. Frau Fischer freut sich darüber, dass ihr Tipp angekommen ist.

Frau Schmidt zeigt auch ihre Zeittorte, auf der neben den Feldern jeweils sehr viele Aktivitäten stehen. Es fällt auf, dass sie neben „Arbeit" hauptsächlich „Spaß" eingetragen hat, womit sie unter anderem ihre zahlreichen ehrenamtlichen Projekte meint. Es entsteht eine Diskussion über die Einteilung von Aktivitäten in die unterschiedlichen Bereiche. *Herr Jovanovic* meint, dass Dinge, die man regelmäßig tue und für die man Verpflichtungen habe, schon Arbeit für ihn seien, und dass er diese Aktivitäten rot eingezeichnet habe. Frau Schmidt scheint ihre Zeittorte zu überdenken und sagt: *„Naja, dann wäre bei mir ja schnell alles rot." Frau Schmidt* erzählt außerdem etwas belastet, dass sie nachts sehr wenig und schlecht schlafe. Im Gespräch stellt sich heraus, dass es für jeden/jede eigentlich ganz unterschiedlich sein kann, wie viel Entspannung jeder/jede benötigt. Manchen genügen wenige Stunden am Tag, andere hingegen benötigen viel mehr Zeit. Es wird darüber geredet, dass man in Krisensituationen oft viel mehr schläft und Zeit zum Ausruhen braucht als in Phasen, in denen man sich gesund fühlt.
Herr Grünwald verhält sich auch hier zurückhaltend und beobachtend. Eine Zeittorte hat er zwar ausgefüllt, die er aber nach Fertigstellung gleich umgedreht hat. Die Ergotherapeutin wartet ab, ob er sich ins Gespräch einbringen möchte, fordert ihn aber weder verbal noch nonverbal auf, sich zu äußern.

Ziel der 2. Phase ist es also, einen persönlichen Bezug zum Thema herzustellen und sich Gedanken über den ganz persönlichen Alltag bzw. über ganz persönliche Erfahrungen zu machen. Im Idealfall werden diese Gedanken in einer anschließenden Diskussion untereinander ausgetauscht.

3. Phase: Persönliche Bedürfnisse und/oder Ressourcen erkennen
Nachdem in der 2. Phase die persönliche Bedeutung des Themas für jeden/jede erforscht wurde, erfolgt die nächste Phase im Ansatz 2 – *Perspektiven schaffen,* bei der die persönlichen Ressourcen und Bedürfnisse im eigenen Alltag in den Mittelpunkt gerückt werden.

Nun geht es darum, die Gedanken, die man sich vorab zu Aktivitäten oder Handlungsrollen gemacht hat, mit Gefühlen und eigenen Bedürfnissen zu verbinden. Bin ich zufrieden, so wie die Aktivitäten/die Handlungsrollen sich momentan in meinem Leben gestalten? Gibt es einen Veränderungswunsch? Die Teilnehmenden hinterfragen, ob das momentane Ausführen der Handlungsrollen dem entspricht, wie sie sich selbst gerne in der Rolle erleben möchten. Wir sehen immer wieder, dass viele Teilnehmer*innen sich noch selten Gedanken dazu gemacht haben, wie sie selbst eigentlich gerne ihre Handlungsrollen ausführen möchten. Gibt es überhaupt Lebensentwürfe, also Vorstellungen, was man gerne erreichen möchte, Ziele oder Wünsche für das eigene Leben? Und wenn ja, wie sehen diese aus? Mit welchen Aspekten der Ausführung einer Handlungsrolle ist man zufrieden? Welche Aktivitäten oder auch Lebensentwürfe möchte man in seinem Leben unbedingt beibehalten und verfolgen?

Diese Phase ist meist die, in der Veränderungswünsche generiert werden. Außerdem können Ressourcen erkannt werden, die beibehalten werden möchten oder vielleicht auch frühere Ressourcen wiederentdeckt werden, die man reaktivieren möchte.
Es bietet sich an, den Teilnehmer*innen in dieser Phase wieder die Möglichkeit zu geben, sich zuerst ganz persönlich, jeder/jede für sich, Gedanken und Notizen zu diesem Thema zu machen. Im anschließenden Gespräch können die Wünsche und Bedürfnisse ausgetauscht werden.
Unserer Erfahrung nach entsteht das Gespräch über Bedürfnisse und Veränderungswünsche ganz von selbst, wenn sich die Teilnehmer*innen in der 2. Phase Gedanken zur momentanen Situation machen. Geschieht das nicht, so kann es hilfreich sein, wenn der/die Ergotherapeut*in zusammenfasst, was in der 2. Phase besprochen wurde, oder konkrete Aussagen nochmals aufgreift, zum Beispiel: *„Fr. L. hat vorher erwähnt, dass sie früher gerne Rad fuhr, um nach der Arbeit auf andere Gedanken zu kommen. Ich kenne das gut. Mich an der frischen Luft zu bewegen, hilft mir abzuschalten. Haben Sie auch Aktivitäten, die Ihnen guttun? Können Sie diese noch regelmäßig durchführen? Hätten Sie gerne mehr Zeit oder Energie, um diesen Aktivitäten nachzugehen? Woran könnte es liegen, dass es momentan nicht so gut funktioniert wie früher?"*

Die Fragen, die zu den potenziellen Veränderungswünschen und dem Feststellen von Ressourcen hinleiten, können lauten: *Wie war es früher? War es früher besser/schlechter? Woran liegt das? Wie zufrieden sind Sie mit der momentanen Situation? Was würden Sie gerne daran verändern? Was würden Sie gerne beibehalten, weil es Ihnen hilft? Gibt es Empfehlungen, die Ihnen geholfen haben oder die Sie für andere haben?* Machen Sie sich dazu gerne auch Notizen. Papier und Stifte liegen bereit.

Für viele Teilnehmer*innen ist es nicht einfach, sich mit ihren Bedürfnissen und Schwierigkeiten im Alltag auseinanderzusetzen. So wertvoll es ist, dass die Teilnehmer*innen selbst erkennen, was ihnen im Leben fehlt, so frustrierend kann diese Erkenntnis auch für sie sein. Entscheidend ist jedoch, dass der/die Teilnehmer*in selbst zu dem Aha-Erlebnis, etwas verändern zu wollen, kommt. Diese Erkenntnis ist meist mit einem Leidensdruck verbunden, der aber für eine angestrebte Veränderung notwendig ist. Deshalb kann trotz der Schwere des Themas gerade das Selbst-Entdecken hilfreich sein. Ein besonders sensibles Vorgehen und vorsichtiges Abwarten des/der Ergotherapeut*in sind deshalb auch in dieser Phase von besonderer Bedeutung.

Praxisbeispiel

Die Ergotherapeutin bringt den nächsten Input: *„Mit Blick auf die Zeittorte können Sie sich nun fragen, ob Sie zufrieden mit dem Tagesablauf sind, so wie er momentan ist. Gibt es vielleicht den Wunsch nach Veränderung? Was möchten Sie unbedingt beibehalten? Was tut Ihnen gut?"* Sie bietet an, dass jeder/jede eine weitere Zeittorte ausfüllen kann, die das ganz persönliche „Wunschbild" zeigen soll. Diese zweite Zeittorte veranschaulicht, wie die Klient*innen sich ihren idealen Tagesablauf vorstellen.

Herr Grünwald hat in der 2. Phase beim Einzeichnen der Aktivitäten in die momentane Zeittorte Schwierigkeiten, einen „produktiven Teil" zu finden. Er zögert bereits bei der einen Stunde von 9:00–10:00 Uhr, zeichnet sie aber dann doch ein und schreibt „Hausarbeit" dazu. In der 3. Phase wird ihm bewusst, dass er sich eigentlich einen „ganz normalen Arbeitstag" wünschen würde, am liebsten von 7:00–15:00 Uhr.

Frau Schmidt hingegen stellt fest, dass bei ihr fast nur die Bereiche „Arbeit" und „Spaß" eingezeichnet sind. Sie hat ihre ehrenamtlich angebotenen Tanzprojekte in Seniorenheimen, ihre Wohnungsverschönerungsprojekte und die Aufgaben als Hundesitterin, die eigentlich auch mit Verpflichtungen einhergehen, unter „Spaß" eingeordnet. In der Diskussion während der 2. Phase hat sie sich erstmals überlegt, was für sie Arbeit und Spaß bedeuten. Als Arbeit hat sie bisher nur ihren bezahlten Teilzeit-Job als Tischlerin gesehen. Durch die Diskussion und die Rückmeldungen der anderen ist ihr bewusst geworden, dass viele ihrer Projekte eigentlich unter den Bereich „Arbeit" fallen würden. In der Zeittorte fällt ihr dann auf, dass sie oft bis in die Nacht arbeitet und eigentlich keinen ruhigen Übergang zwischen Arbeiten und Schlafen hat. Daraufhin stellt sie einen Zusammenhang zwischen dem fehlenden ruhigen Übergang und ihrem schlechten Schlaf her. Sie nimmt sich in der 3. Phase vor, die Stunden am Abend ruhiger und mit mehr Zeit für Entspannung zu planen.

Frau Fischer zeichnet ein Wunschbild, das sich deutlich von dem vorigen, unstrukturierten Bild unterscheidet. Auf diesem Bild gibt es im Gegensatz zur ersten Zeittorte klar eingezeichnete Felder. Ihr Wunsch nach einem geregelten Tagesablauf wird für sie durch die Darstellung auf dem Papier offensichtlich und klar.

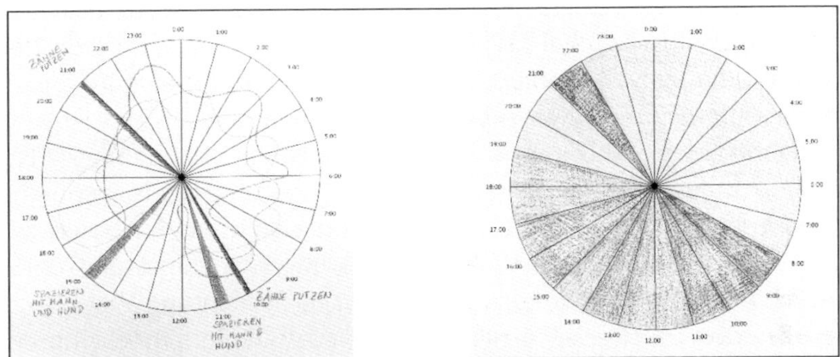

Abb. 2: Zeittorten von Frau Fischer aus der 2. und 3. Phase im Vergleich

*Die Zeittorte ist auch noch einmal farbig in Ihrem persönlichen Kundenkonto hinterlegt.

Herr Jovanovic möchte die braune Farbe am Abend – „Zeit totschlagen“ – durch die Bereiche „Spaß“ und „Entspannung“ ersetzen. Spontan bietet er *Herrn Grünwald* an, mal am Abend gemeinsam Tischtennis zu spielen. *Herr Grünwald* hat ebenfalls einige Felder mit braun markiert. *Herr Jovanovic* stellt sich vor, dass er das gemeinsame Tischtennisspiel in den Bereich „Spaß“ einordnen könnte. Außerdem klagt er darüber, dass er gerne viel öfter etwas mit anderen unternehmen möchte, es aber momentan niemanden gäbe, mit dem er das tun könnte. *Frau Schmidt* erzählt daraufhin von einer Online-Plattform, über die sich Gruppen mit gleichen Interessen finden können, die dann gemeinsame Unternehmungen planen. Sie hätte daran selbst schon einige Male teilgenommen und gute Erfahrungen gemacht. *Herr Jovanovic* bedankt sich für den Tipp und schreibt sich den Link auf.

Tipp aus der Praxis

In der Rolle des/der Ergotherapeut*in kann man, muss man aber nicht, Veränderungswünsche haben und diese bei Gelegenheit preisgeben.
Im Praxisbeispiel könnte die Ergotherapeutin etwas an der eigenen Zeittorte verändern: Vielleicht hätte sie gerne am Morgen mehr Zeit, um gemütlich zu frühstücken, oder sie wünscht sich am Abend mehr Erholung, um besser abschalten zu können, anstatt sich noch bis spätabends mit Haushaltsaufgaben usw. zu beschäftigen.

4. Phase: Erste Ideen zur Zielerreichung
In dieser Phase können die Teilnehmer*innen überlegen, was sie brauchen, um sich der eigenen, zuvor erkannten Wunschvorstellung anzunähern. Diese Phase ist bei der Durchführung im ZEPS Ansatz 2 – *Perspektiven schaffen* optional. Sollte noch Zeit und Kraft der Teilnehmer*innen vorhanden sein, kann jeder/jede für sich oder gemeinsam in der Gruppe überlegen, was es braucht, um dem eigenen Wunschbild einen Schritt näher zu kommen. Je nach Reflexionsfähigkeit und Bereitschaft der Teilnehmer*innen kann über mögliche erste Schritte diskutiert werden und ein erstes „Miniziel" für eine Veränderung des Alltagslebens formuliert werden.
Wenn dafür in der ZEPS-Gruppe aus welchem Grund auch immer (z. B. aufgrund der fortgeschrittenen Zeit oder der Erschöpfung der Teilnehmenden) keine Gelegenheit mehr ist, besteht die Möglichkeit, im Anschluss an die Gruppe im Einzelsetting den Veränderungswunsch nochmals aufzugreifen. In diesem Rahmen können auch erste Schritte in Richtung Zielerreichung geplant werden. Es ist ebenso zielführend, diesen Veränderungswunsch mit dem interdisziplinären Team zu besprechen.

Teilnehmer*innen machen sich in der 4. Phase nicht nur selbst Gedanken über die Erreichung des Zieles, sondern übernehmen unserer Erfahrung nach schnell auch die beratende Rolle. Sie überlegen mit den anderen Teilnehmenden, was ihnen helfen könnte, geben Tipps und erzählen von ihren persönlichen Erfahrungen. Teilweise decken sich diese Erzählungen mit Erfahrungen anderer und die Personen fühlen sich gehört. In der Praxis konnte beobachtet werden, dass einige Teilnehmer*innen sich für die Offenheit oder die Ideen bedanken. Diese Dankbarkeit zeigt dem/der Teilnehmenden, dass seine/ihre Erfahrung hilfreich sein kann. Durch diese Bestätigung der anderen Teilnehmenden erlebt er/sie sich als selbstwirksam.

Hier ist wieder das Feingefühl des/der Ergotherapeut*in gefragt. Er/Sie muss dabei entscheiden, noch abzuwarten, bis andere Teilnehmende noch etwas sagen wollen, oder selbst aktiv zu werden und mit zu diskutieren. Sehr wichtig ist jedenfalls das Paraphrasieren der Aussagen der Teilnehmer*innen. Würde der/die Ergotherapeut*in jetzt ansetzen und psychosoziale Serviceangebote und Nachbetreuungsstellen wie etwa Freizeiteinrichtungen für Menschen mit psychischen Problemen präsentieren, so würde die Anpreisung dieser Angebote eine Hierarchie des Wissens zwischen Ergotherapeut*in und Teilnehmer*innen erzeugen. Die Teilnehmer*innen würden durch diese vermutlich wohlwollende Beratung wieder in die Patient*innen-Rolle gedrängt werden. Im ZEPS-Konzept sollen die Teilnehmer*innen hingegen das Gefühl bekommen, mit ihrem Wissen und ihren persönlichen Erfahrungen als wertvoll wahrgenommen zu werden und andere unterstützen zu können. Es ist jedoch nicht notwendig, andere mit Tipps und Wissen zu unterstützen. Die Teilnehmer*innen entscheiden selbst, in welche Rolle sie schlüpfen, ob in die einer/eines Zuhörenden oder in die einer unterstützenden oder beratenden Person.

Das Wissen des/der Ergotherapeut*in zu psychosozialen Serviceangeboten und Nachbetreuungsstellen kann trotzdem genutzt und muss nicht verschwiegen werden. Allerdings empfehlen wir, die möglichen Serviceangebote und Nachbetreuungsstellen in einer anknüpfenden Einzeltherapie vorzustellen und nicht in der ZEPS-Gruppe selbst zu präsentieren.

Praxisbeispiel

Frau Fischer entscheidet sich am letzten Tag ihres stationären Aufenthaltes, die Therapie doch nach einer kurzen Pause ambulant im tagesklinischen Setting fortzusetzen. Sie hat selbst erkannt, dass sie mit ihrer momentanen Struktur unglücklich ist. Das ist ein großer Schritt für sie. Alle vorherigen Bemühungen seitens des Teams, ihr die weiterführende Therapie nahezulegen, waren gescheitert. Jetzt vereinbart sie nach der ZEPS-Einheit von sich aus einen Termin für ein Erstgespräch in der Tagesklinik. *Herr Jovanovic* erzählt davon, Aktivitäten für die Abendstunden finden zu wollen, die er regelmäßig unternehmen kann. *Frau Schmidt* berichtet abschließend, sie habe früher öfter meditiert, das habe sie entspannt. Sie möchte versuchen, im Internet wieder einmal eine für sie passende geleitete Meditation zu finden. Frau Fischer erzählt, sie habe dazu bereits einmal eine App empfohlen bekommen, diese könnte sie ja ausprobieren. Außerdem wisse sie, dass das Pflegepersonal Informationen zum Thema „Voraussetzungen für einen erholsamen Schlaf" zusammengefasst hat, die man sich bei Bedarf holen kann. *Herr Grünwald* kommt direkt am Ende der Gruppe nochmals zur Ergotherapeutin, um ihr seine beiden Zeittorten zu zeigen, und sucht das persönliche Gespräch. Er wirkt angestrengt durch die vorhergehende Auseinandersetzung, aber dennoch erleichtert, weil er das Gefühl hat, nun etwas besser einschätzen zu können, was ihm in seinem Alltag fehlt. Die beiden führen noch ein kurzes Gespräch und vereinbaren eine Einzeleinheit für den kommenden Tag, um weitere Schritte zu besprechen.

Tipp aus der Praxis

Es hat sich bewährt, sich nach der Gruppeneinheit noch ca. 10–15 Minuten Zeit zu nehmen. Viele Klient*innen suchen im Anschluss an die Gruppe direkt den Kontakt zum/zur Ergotherapeut*in, um einen weiteren Termin zu vereinbaren. Manchmal sind einzelne Klient*innen durch das Feststellen eines Veränderungswunsches aber auch erschöpft oder belastet. Die Erfahrung zeigt, dass man auf diese Erschöpfung in einem anschließenden kurzen Gespräch sehr gut reagieren kann und beispielsweise die Terminvereinbarung oder das Verweisen an andere Berufsgruppen schon als Erleichterung empfunden wird.

4.3.3.5 Natürlicher Abschluss der Gruppe

Die Gruppe sollte nicht mit einer Reflexionsrunde abschließen, in der jeder/jede die eigenen Erkenntnisse preisgeben soll oder sogar muss. Das würde die druckfreie und gemütliche Atmosphäre zerstören. Da die Gesprächsrunde genauso wie die Aktivitäten im Ansatz 1 – *Zugehörigkeit erleben* als positives Erlebnis abgespeichert werden soll, ist ein angenehmer, möglichst druckfreier und runder Abschluss wesentlich.

Ein kurzes Zusammenfassen des heute Geschehenen seitens des/der Ergotherapeut*in ist eine Möglichkeit. Es kann aber auch einfach bei einem „Dankeschön für den Austausch" bleiben. Vielleicht möchte noch jemand von den Teilnehmenden etwas sagen. Dem sollte Raum und Wertschätzung gegeben werden.

4.3.3.6 Ansetzen im Einzelsetting

Unabhängig davon, ob die 4. Phase innerhalb der ZEPS-Einheit von Ansatz 2 – *Perspektiven schaffen* durchgeführt wird oder nicht, stellt sich die Frage, wie mit den erkannten Bedürfnissen und Wünschen der Teilnehmenden weitergearbeitet wird. Unserer Erfahrung nach ist es zielführend, die Teilnehmer*innen einzuladen, ihre neu erkannten Wünsche bei anderen Berufsgruppen anzusprechen sowie sie zum Inhalt und Ziel der anknüpfenden ergotherapeutischen Einzeltherapie zu machen. Indem die Klient*innen ermutigt werden, selbstständig ihre Themen in die jeweils passende, weiterführende Therapie zu tragen und sie dazu ermächtigt werden, ihren Behandlungsprozess selbst mitzugestalten, werden Empowerment und Selbstständigkeit gefördert.

Tipp aus der Praxis

Im Sinne des Empowerments und der Selbstständigkeit hat es sich bewährt, die Notizen, die sich die Teilnehmenden während der ZEPS-Gruppe nach Ansatz 2 – *Perspektiven schaffen* machen, nicht einzusammeln und für sie zu archivieren, wie das oft üblich ist, sondern den Teilnehmenden die Verantwortung – also alle Notizen – dafür, wortwörtlich „mitzugeben". Dadurch liegt es (auch) in ihren eigenen Händen, ob und wie sie die erkannten Bedürfnisse und Ressourcen weiter verfolgen möchten. Wir als Ergotherapeut*innen haben die Möglichkeit, die Erkenntnisse während der Gruppe zu erfahren oder im anschließenden Einzelsetting zu erfragen und danach selbst zu dokumentieren.

Praxisbeispiel

Herr Grünwald hat sich im Rahmen der Gruppe kaum an der allgemeinen Auseinandersetzung beteiligt und sich auch nicht zu seinen ausgefüllten Zeittorten (momentanes Ist-Bild und Wunsch-Bild) geäußert. Teilweise wirkt er auch abwesend. Er verlässt mehrmals den Raum, um eine Zigarette zu rauchen. Von Teamkolleg*innen weiß die Ergotherapeutin bereits, dass er sich generell in Gruppen eher unwohl fühlt. Im Rahmen der Einzel-Ergotherapie am nächsten Tag spricht er von sich aus nochmals die Gruppe an und bringt die Zeittorten mit. Auch dem Sozialarbeiter zeigt er die Zeittorten, in denen der deutliche Wunsch nach einem geregelten Arbeitstag sichtbar ist. Dadurch wurde das Ziel des stationären Aufenthaltes viel konkreter. Interdisziplinär wurde an einem Strang gezogen, um diesem Ziel so weit wie möglich näher zu kommen. In diesem Fall konnte Herr Grünwald tatsächlich nach Beendigung des Aufenthaltes mit einem Job bei einer Straßenreinigungsfirma beginnen.

Mit *Herrn Jovanovic* wurden in der anschließenden Einzel-Ergotherapie mit hoher Motivation seitens des Klienten Freizeitaktivitäten für die Abendstunden erarbeitet – diese Stunden hat er bislang als „Zeit totschlagen" erlebt. Wenige Tage nach diesem Gespräch erzählt er stolz, am Vorabend mit Herrn Grünwald Tischtennis im Park gespielt zu haben.

Frau Schmidt sucht von sich aus den Kontakt zur Bezugspflegeperson, um sich, wie von Frau Fischer empfohlen, Tipps für einen besseren Schlaf einzuholen.

4.3.4 Fassen wir zusammen ...

Der/Die Ergotherapeut*in plant das Thema der ZEPS-Gruppe nach Ansatz 2 – *Perspektiven schaffen* je nach Problemen und Ressourcen der momentanen Klient*innengruppe. Wichtig ist, dass es sich dabei um ein alltagsnahes Thema handelt. Vorbereitende Tätigkeiten werden entweder von dem/der Ergotherapeut*in oder von einem/einer Vorbereiter*in übernommen.
Im Rahmen der Einladung wird das Thema der Gruppe vorgestellt und dem/der Klient*in wird freigestellt, ob er/sie teilnehmen möchte. Das Prinzip der Druckfreiheit wird somit bereits bei der Einladung vermittelt.

Der Ablauf der Gruppe gliedert sich in vier Phasen, wobei die vierte optional ist und gegebenenfalls auch im Einzelsetting besprochen werden kann. Durchgehend ist es den Teilnehmer*innen freigestellt, ob und wie intensiv sie sich einbringen möchten. Nach einer allgemeinen Auseinandersetzung mit dem Thema in der 1. Phase wird in der 2. Phase ein persönlicher Bezug zum Thema hergestellt. In der 3. Phase (Persönliche Bedürfnisse und/oder Ressourcen erkennen) klärt sich, ob die jeweilige Person einen Veränderungswunsch hat oder nicht. In der 4. Phase werden erste Schritte zur Zielerreichung erarbeitet.

Der/Die Ergotherapeut*in nimmt durchgehend eine teilnehmende, aber auch eine die Gruppe strukturierende Rolle ein. Klient*innen können sich im Rahmen der ZEPS-Gruppe nach Ansatz 2 – *Perspektiven schaffen* sowohl beobachtend als auch als unterstützend und beratend erleben. Ziel ist es, Bewusstsein über die eigene momentane Situation (Handlungsrollen, Aktivitäten usw.) zu schaffen, um in weiterer Folge eine Perspektive für Veränderung im eigenen Alltag zu entwickeln.

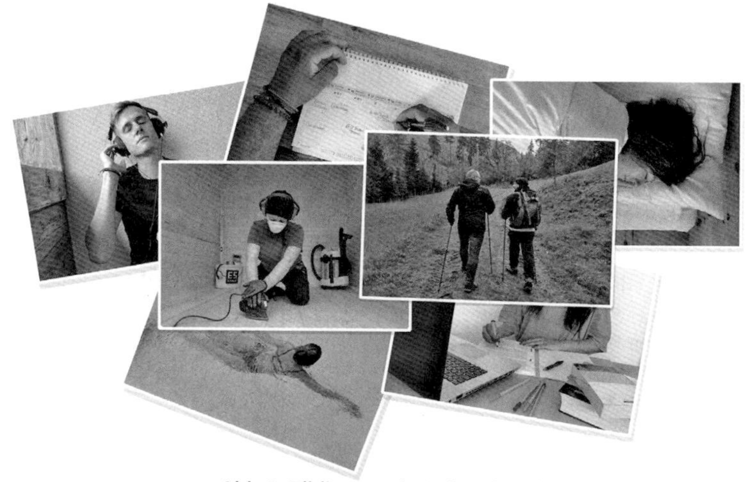

Abb. 3: Bildkarten der Lebensbereiche*

*Die Bildkarten sind zum eigenen Gebrauch auch farbig in Ihrem persönlichen Kundenkonto hinterlegt.

5 ZEPS in der eigenen Einrichtung implementieren

Dieses Kapitel ist als Unterstützung gedacht, um das ZEPS im eigenen Arbeitssetting umzusetzen. Zu Beginn gibt es jeweils einen konkreten Anleitungsvorschlag für beide Ansätze. Diese Vorschläge sind im Detail ausgearbeitet und sollen helfen, die ersten praktischen Erfahrungen mit dem ZEPS zu wagen. Welche Erfahrungen Kolleg*innen gemacht haben, die das ZEPS bereits in ihr ergotherapeutisches Arbeitsrepertoire aufgenommen haben, beschreiben die vier darauf folgenden Berichte. Diese entstammen einer ambulanten Einrichtung für psychisch erkrankte Menschen, einer Akut-Psychiatrie für Erwachsene, einem Kinder- und Jugendpsychiatrischen Ambulatorium sowie einer pädiatrischen Einrichtung.

Einen Einblick, welche Fragen man sich vor der Einführung des ZEPS-Konzepts stellen soll, geben die darauf folgenden Unterkapitel. Dabei greifen wir auf unsere eigenen Erfahrungen sowie auf die Fragen der Teilnehmer*innen bereits durchgeführter ZEPS-Fortbildungen zurück. Am Ende des Kapitels stellen wir eine Präsentationsvorlage zur Verfügung, die Sie durch den Erwerb des Buches verwenden dürfen. Diese Präsentation soll Sie dabei unterstützen, das ZEPS-Konzept dem eigenen multiprofessionellen Team vorzustellen.

5.1 Anleitungsvorschlag für Ansatz 1 – Film ansehen

Ziel: Gemeinsam wird Popcorn zubereitet und anschließend ein Kurzfilm angesehen. Die Teilnehmenden erleben sich als Teil der Gruppe.

Zielgruppe:
- Menschen, die eine schwache Selbstwirksamkeitsüberzeugung und/oder starke soziale Ängste haben
- Menschen, die als „noch nicht gruppenfähig“ gelten

Einladung: *„Heute ist um 14 Uhr Filmnachmittag im Ergotherapieraum. Sie sind herzlich dazu eingeladen. Wenn Sie nicht kommen möchten, ist das auch o.k. Es wird Popcorn geben und wir werden zwei bis drei Kurzfilme ansehen.“*

Materialien, die man vorbereiten muss:

- Fernseher/Laptop/Beamer/Lautsprecher und notwendige elektronische Utensilien
- gegebenenfalls Internetzugang
- Sitzgelegenheiten
- Mikrowelle oder Herd (und Pfanne)
- Popcorn für Mikrowelle oder Herd
- Salz, Öl
- Popcornschüsseln
- Gläser, Wasser oder Getränke
- Zwei bis drei optionale Kurzfilme (z. B. DVD, YouTube, Mediatheken von Fernsehsendern ...)

Vorbereiter*innen-Rolle – Bei dieser Intervention bieten sich folgende Aktivitäten auf Level 1 an:

- Ausgewählte Schritte für die Raumvorbereitung übernehmen, z. B. die Tische zur Seite rücken, Sessel bereitstellen, den PC vorbereiten
- Popcorn einkaufen
- Film auswählen oder organisieren

Die Gruppe startet!

Begrüßung: *„Herzlich willkommen, schön dass Sie alle zum heutigen Filmnachmittag gekommen sind. Wie schon angekündigt, wollen wir in gemütlicher Runde einen oder mehrere Kurzfilme schauen. Ich habe bereits eine Auswahl mitgebracht. Gerne können Sie aber einen Film vorschlagen oder im Internet einen suchen. Es gibt Popcorn, das wir noch in der Pfanne am Herd zubereiten werden. Sie können gerne dabei helfen oder auch einfach warten, bis es fertig ist und wir mit dem ersten Film starten."*

Film aussuchen: Wenn mehrere Teilnehmer*innen einen Film vorschlagen oder finden, kann man entweder abstimmen lassen oder eine Reihenfolge vorschlagen. Wählen Sie jene Vorgehensweise aus, die für die Teilnehmer*innen weniger Druck macht. Siehe dazu die Methoden im ZEPS-Kapitel 3.4. Wenn keiner einen Vorschlag macht, präsentieren Sie Ihre Auswahl und wählen gegebenenfalls auch für die Gruppe aus.

> Bedenken Sie, dass für die Gruppe das vorrangige Ziel darin besteht, in einem sicheren Rahmen eine soziale Aktivität zu erleben und nicht, dass die Teilnehmer*innen aktiver werden.

Popcorn machen: Wichtig zu beachten ist, dass dabei einzelne oder alle Schritte von dem/der Ergotherapeut*in oder auch von Teilnehmer*innen übernommen werden können. Die abgepackten Popcornkörner liegen bereits als stummer Impuls auf dem Tisch. Nach einem kurzen Moment des Wartens, ob jemand von alleine startet, kann man sagen: *„Ah, das Popcorn muss noch gemacht werden."* Diese Aussage soll nicht direkt an jemanden, sondern an sich selbst gerichtet werden – wie bei einem inneren Monolog, bei dem die Handlungsschritte laut ausgesprochen werden. Dadurch eröffnet sich die Möglichkeit, dass ein/eine Teilnehmer*in mit der Zubereitung startet. Wenn nicht, beginnt der/die Ergotherapeut*in mit der Zubereitung. Die Methode, die Handlungsschritte zu benennen, kann für alle weiteren Handlungsschritte genutzt werden, z. B.: *„Was brauche ich denn für das Popcorn?"* Dadurch bleibt die Situation natürlich.

Beim gemeinsamen **Filmschauen und Popcornessen** können Popcornschüsseln weitergereicht und Kommentare zum Film abgegeben werden. Wichtig dabei ist, dass der/die Ergotherapeut*in die Inputs der Teilnehmenden aufgreift oder auch selbst einbringt. Es ist auch o.k., wenn während eines Films nicht gesprochen wird und keine Interaktion stattfindet. Bereits das gemeinsame Anschauen des Films ist eine soziale Aktivität auf Level 2.

Aufräumen: Planen Sie 15 Minuten für das Aufräumen ein, bei dem die Teilnehmer*innen mithelfen können. Diese Zeit bietet sich an, um über die Filme zu sprechen. Zum Beispiel könnten Sie fragen, wie der Film gefallen hat, oder selbst Ihre Gedanken zum Film erzählen. Wichtig ist, dass es keine Reflexionsrunde werden soll, sondern ein ungezwungener Austausch ermöglicht wird.

Um den Grad des Eingebundenseins bei dieser Aktivität zuordnen zu können, hilft es, die Aktivität anhand der **sechs Level der sozialen Partizipation** zu analysieren:

Level	Soziale Anforderung im Tun	Film ansehen, Popcorn machen (Beispielaktivitäten)
1	Allein (oder mit dem/der Ergotherapeut*in)	Raumvorbereitung: die Tische zur Seite rücken, Sessel bereitstellen, den PC vorbereiten; Popcorn einkaufen, Film auswählen oder organisieren
2	Nebeneinander	Film in der Gruppe ansehen, Popcorn essen
3	In Kontakt sein	Popcornschüssel weitergeben, Popcorn machen, Kommentare zum Film abgeben
4	Gemeinsam	Gemeinsam entscheiden, welcher Film angesehen wird, über den Film sprechen, gemeinsam aufräumen
5	Helfen	Popcorn auffüllen, Computerprobleme lösen
6	Verantwortung übernehmen	Entscheidungsprozess der Filmauswahl leiten

5.2 Anleitungsvorschlag für Ansatz 2 – Thema: soziale Handlungsrollen und Beziehungen

Soziale Handlungsrollen sind zum Beispiel Freund*in sein, Kolleg*in sein, Lebenspartner*in sein, Elternteil sein, Kind sein, Verwandte*r sein, Nachbar*in sein und auch Klient*in sein. Soziale Handlungsrollen stehen nicht für sich allein, sondern werden durch soziale Aktivitäten geformt und stabilisiert, wie etwa mit einem/einer Freund*in Rad fahren, mit einem/einer Kolleg*in Kaffee trinken, den/die Lebenspartner*in umarmen, für die Kinder kochen, die Eltern anrufen, mit Verwandten ins Kino gehen, den/die Nachbar*in grüßen oder mit dem/der Therapeut*in ein Gespräch führen.

Eine Aktivität wie zum Beispiel gemeinsam Radfahren kann mit unterschiedlichen sozialen Partner*innen durchgeführt werden. Ebenso können mit einer Person viele verschiedene Aktivitäten umgesetzt werden. Zu bedenken ist auch, dass es viele soziale Handlungen gibt, die im Internet stattfinden. Das kann zum Beispiel ein/eine Facebook-Freund*in sein, ein World of Warcraft-Gildenmitglied etc.

Ziel von Ansatz 2 – *Perspektiven schaffen* ist es einerseits, ein Bewusstsein für vorhandene Handlungsrollen zu bekommen und andererseits, einen Wunsch nach neuen sozialen Handlungsrollen und den damit verbundenen Aktivitäten zu schaffen. Neue Handlungsrollen können für die Person ganz neu sein oder Rollen, die früher ausgeführt wurden, jedoch verloren gegangen sind.

Zielgruppe sind Menschen, die mit der Ausführung ihrer sozialen Handlungsrollen nicht zufrieden sind. Für die Gruppenzusammensetzung ist es wichtig, dass mindestens zwei Teilnehmer*innen Aktivitäten des Levels 3 voraussichtlich übernehmen. Das heißt, dass sich sehr wahrscheinlich zumindest diese zwei Personen aktiv einbringen werden. Dadurch wird den anderen Teilnehmer*innen ermöglicht, auch nur zuzuhören, wenn eine aktive Beteiligung zu druckvoll wäre.

Einladung: *„Morgen ist wieder die ‚Mein Alltag und ich-Gruppe'. Das Thema ist, was man gemeinsam mit anderen im Alltag so tut. Also soziale Beziehungen. Dabei geht's darum, wie Menschen miteinander in Verbindung stehen und was sie zusammen tun können. In der Gruppe geht es um einen gemütlichen Austausch. Es wird auch Getränke geben. Sie sind dazu herzlich eingeladen. Sie können gerne vorbeikommen und sich das einfach mal anschauen. Ich lasse Ihnen hier noch die schriftliche Einladung da."*

Materialien

- Raum mit Stühlen und Tisch
- Aktivitätskarten – Symbole oder gezeichnete Bilder mit den Motiven Sportart, Kaffee trinken, telefonieren, umarmen, ein Gespräch führen, Kino, kochen, essen
- 9 Karten, auf denen die Rollen geschrieben sind: Freund*in, Kolleg*in, Partner*in, Vater/Mutter, Kind, Verwandte, Nachbar*in, Klient*in, Facebook-Freund*in
- Flipchart oder Whiteboard und Stifte
- Papier, Stifte in verschiedenen Farben
- Getränke, evtl. Kaffee und Gläser/Tassen

Vorbereiter*innen-Rolle

Bei dieser Intervention bieten sich folgende Aktivitäten auf Level 1 an:

- Raum vorbereiten: Tische und Stühle, Stifte, Papier, Getränke bereitstellen, Flipchart aufstellen
- Getränke einkaufen
- Tee/Kaffee zubereiten

Die Gruppe startet!

Begrüßung und Einstieg: *„Herzlich willkommen, schön dass Sie alle zur ‚Mein Alltag und ich-Gruppe' gekommen sind. Auf dem Tisch sehen Sie schon Karten mit Bildern, Symbolen und Wörtern, um die es heute irgendwie geht. Vielleicht fällt Ihnen ja schon etwas ein, wie diese Karten miteinander in Verbindung stehen könnten. Gerne können Sie die Karten auch beliebig am Tisch ordnen und verschieben. Dabei gibt es kein Richtig oder Falsch, probieren Sie einfach aus. Sie können es jederzeit auch wieder verändern."*

Sollte niemand beginnen, die Karten zu ordnen oder Gedanken zu teilen, übernimmt der/die Ergotherapeut*in diesen Handlungsschritt und beginnt selbst damit. Die Erfahrung aus der Praxis zeigt, dass es oft einfacher und druckfreier sein kann, nach einer Zeit des Abwartens einen Vorschlag einzubringen, wie die Karten geordnet werden könnten: *„Auf den Fotos sieht man unterschiedliche Aktivitäten. Also zum Beispiel telefonieren oder kochen. Welche Aktivitäten könnten denn zu Freund*in passen?"*

Allgemeine Auseinandersetzung mit dem Thema soziale Handlungsrollen: Ein/eine oder mehrere Teilnehmer*innen beginnen die Karten beliebig zu ordnen. Mögliche methodische Interventionen seitens des/der Ergotherapeut*in können sein: Benennen der Zuordnungen; bei einer zugeordneten Aktivität nachfragen, mit wem diese noch gemacht werden kann; bei einer Rolle nachfragen, welche Aktivitäten noch dazu gehören könnten.

Die vorgegebenen Aktivitäten und Rollen sind nur Beispiele und können durch die Gruppe beliebig ergänzt werden. Neu genannte Aktivitäten und Rollen werden auf leeren Kärtchen notiert. Wichtig ist, dass genannte Aktivitäten oder Rollen von den Teilnehmer*innen oder von dem/der Ergotherapeut*in schriftlich festgehalten werden. Sinnvoll ist es auch, die gefundenen Verbindungen in einer Mindmap am Whiteboard/Flipchart für alle sichtbar aufzuschreiben.

Persönlichen Bezug zum Thema herstellen:

„Auf dem Tisch liegen Papier und Stifte. Wer möchte, kann sich notieren, wie das bei einem selbst ist. Also zu überlegen und aufzuschreiben, welche Rollen und Aktivitäten man zurzeit hat. Das können auch Rollen sein, die man früher gehabt hat. Sie können das so darstellen, wie hier am Flipchart oder auch ganz anders. Sie können auch nur darüber nachdenken. Wichtig ist nur, dass Sie später wissen, was damit gemeint ist."

Zu beachten ist, dass nicht nur die Klient*innen ihre Rollen und Aktivitäten aufschreiben, sondern auch der/die Ergotherapeut*in. Hier bleibt es natürlich ihm/ihr überlassen, welche Rollen und Aktivitäten er/sie den Klient*innen preisgibt. Dadurch übernimmt der/die Ergotherapeut*in nicht nur den Part

der Gruppenleitung, sondern ist auch ein Teil des Geschehens und motiviert zum Mitmachen. So kann er/sie sich in die nachfolgende Diskussion besser und natürlicher einbringen.
Nachdem alle Teilnehmer*innen mit dem Aufschreiben fertig sind, wird ein Gespräch über ihre persönlichen Rollen und Aktivitäten ermöglicht. *„Jetzt hätten wir Zeit, uns darüber auszutauschen, wie das bei jedem so ist. Wer möchte, kann gerne etwas von sich berichten. Aber natürlich nur, wenn Sie wollen und was Sie wollen."*
Der/die Ergotherapeutin wartet ab, ob etwas von den Teilnehmer*innen kommt. Falls nicht, berichtet er/sie über seine/ihre Rollen und Aktivitäten. Wenn mehrere etwas beitragen, kann darüber hinaus besprochen werden, was ähnlich und was unterschiedlich ist.

Persönliche Bedürfnisse erkennen:
In diesem Schritt geht es darum, herauszufinden, wie zufrieden man mit den eigenen Rollen und den dazugehörigen Aktivitäten ist. Oftmals findet dieser Schritt automatisch im Gruppengespräch statt und soll auch zugelassen werden. Wenn die eigene Zufriedenheit nicht thematisiert wird, kann der/die Ergotherapeut*in fragen: *„Schauen Sie sich jetzt noch mal Ihr Blatt an. Gibt es da Rollen und Aktivitäten, die Ihnen fehlen? Oder passt es so, wie es ist?"*
Nachdem die Teilnehmer*innen Zeit hatten, darüber nachzudenken, sagt der/die Ergotherapeut*in: *„Auf dem Tisch liegen noch Stifte in verschiedenen Farben. Wenn Sie möchten, können Sie mit einer anderen Farbe das, was Ihnen fehlt und was Sie sich wünschen, auf dem Blatt ergänzen."*
Wie im oberen Schritt kann anschließend darüber auch in der Gruppe gesprochen und die Unterstützung und das Erfahrungswissen der Peers genutzt werden.

Erste Ideen zur Zielerreichung:
In diesem Schritt können Überlegungen angestellt werden, wie gewünschte Handlungsrollen und/oder dazugehörige Aktivitäten, die im Schritt „Persönliche Bedürfnisse erkennen" sichtbar geworden sind, im eigenen Alltag aktiviert werden können. Es geht nicht darum, dass jeder/jede Teilnehmer*in am Ende ein konkretes Handlungsziel hat – das wäre überfordernd –, es darf auch nur über die gewünschten Handlungsrollen und Aktivitäten nachgedacht und gesprochen werden. Wie bei allen Schritten wird eine aktive Beteiligung ermöglicht, jedoch nicht gefordert.

In der Gesprächsrunde können die Erfahrungen und Ideen der Peers genutzt werden, um erste Schritte zur Umsetzung im eigenen Alltag zu planen. Sinnvoll ist auch, die Klient*innen einzuladen, den Wunsch oder das bereits ent-

standene Ziel mit unterschiedlichen Mitgliedern des multiprofessionellen Teams zu thematisieren. Die Idee ist, den Wunsch des/der Klient*in im multiprofessionellen Team aufzugreifen und zu einem gemeinsamen Rehabilitationsziel entwickeln zu können.
Die Erfahrung zeigt, dass es sinnvoll ist, sich nach der Gruppe noch 10–15 Minuten Zeit zu nehmen, falls direkt im Anschluss an die Gruppe persönliche Fragen aufkommen, da die Themen, die in Ansatz 2 besprochen werden, emotional aufwühlend sein können. Wenn sich die betroffene Person nicht traut, sie in der Gruppe zu äußern, ist es gut, danach kurz im persönlichen Gespräch Zeit dafür zu haben.

Um den Grad des Eingebundenseins bei dieser Aktivität zuordnen zu können, hilft es, die Aktivität anhand der **sechs Level der sozialen Partizipation** zu analysieren:

Level	Soziale Anforderung im Tun	Soziale Handlungsrollen (Beispielaktivitäten)
1	Allein (oder mit dem/der Ergotherapeut*in)	Vorbereitungen treffen, z.B. Tische und Stühle, Stifte, Papier, Getränke bereitstellen; Flipchart aufstellen; Getränke einkaufen; Tee/Kaffee zubereiten
2	Nebeneinander	Am Tisch sitzen und einen Platz in der Gesprächsrunde einnehmen sowie den Gesprächsthemen lauschen
3	In Kontakt sein	Die Bildkarten in die Hand nehmen und ansehen; Fotos und Rollenkarten verschieben; etwas sagen, was keine Antwort erfordert (z.B. „Ich nehme mir noch ein Wasser.")
4	Gemeinsam	Sich am Gespräch beteiligen (sowohl nonverbal: Blickkontakt aufnehmen/halten, nicken/zustimmen als auch verbal: Fragen stellen/beantworten, Meinungen oder Persönliches teilen); auf Aussagen anderer Bezug nehmen und anknüpfen
5	Helfen	Versuchen, die Fragen von anderen zu beantworten; jemandem einen Stift reichen; jemandem einen Tipp geben; anbieten, nach der Gruppe etwas für jemanden herauszufinden
6	Verantwortung übernehmen	Ein Gespräch oder eine Diskussion initiieren/leiten/aufrechterhalten; die Rolle des/der Gesprächsleiter*in übernehmen

5.3 Erfahrungsbericht aus einer ambulanten Einrichtung für erwachsene Menschen mit psychischen Erkrankungen

Ich durfte das ZEPS im Rahmen einer Fortbildung kennenlernen und war von der Idee und Konzeption sofort begeistert. Dies hat dazu geführt, dass ich gemeinsam mit einer Arbeitskollegin (ebenso Ergotherapeutin) im Psychosozialen Dienst (PSD) der Psychosoziale Zentren gGmbH (PSZ) beschloss, eine Gruppe nach den Rahmenbedingungen des ZEPS zu planen. Der Psychosoziale Dienst der PSZ gGmbH ist ein ambulantes Setting für erwachsene Menschen mit schweren psychiatrischen Erkrankungen, die Schwierigkeiten haben, ihr Leben selbstständig zu meistern. Sie bekommen psychosoziale und psychiatrische Beratung und Behandlung und werden zu Hause bei der Gestaltung des Alltags begleitet und unterstützt.

Vor eineinhalb Jahren gab es für junge, schwer kranke Klient*innen im Alter von 18 bis ca. 30 Jahren kein passendes Gruppenangebot bei uns. Bestehende Gruppen wurden nicht wahrgenommen. So entstand die Idee, ein niederschwelliges Gruppenangebot für junge Klient*innen ohne Gruppenerfahrung zu installieren. Wir entschieden uns für das ZEPS. Mittlerweile gibt es die ZEPS-Gruppe seit eineinhalb Jahren beim PSD, wir nennen sie „Einfach dabei sein-Gruppe". Die Gruppe ist auf kein bestimmtes Krankheitsbild beschränkt. Sie findet einmal wöchentlich statt und besteht aus durchschnittlich vier Teilnehmer*innen. Der Ort und die Dauer der Gruppe hängen von der geplanten Aktivität ab.

Anfangs wurde die Gruppe nur zögerlich angenommen und es kam in den ersten Monaten vor, dass es nur eine Person gab, die zur Gruppe kam, oder auch, dass ich und meine Kollegin alleine waren. Da brauchten wir selbst einen sehr langen Atem, um dranzubleiben. Durch das regelmäßige Aussprechen druckfreier Einladungen gelang es uns aber nach und nach, immer mehr Personen die Gruppe schmackhaft zu machen.

Die Interaktion in der Gruppe ist im ersten halben Jahr hauptsächlich über mich und meine Kollegin gelaufen. Zwischen den Teilnehmer*innen gab es kaum direkte Kommunikation. In dieser Zeit haben wir sehr viele Gesellschaftsspiele miteinander gespielt. Wir haben die Teilnehmer*innen eingeladen, zum Spieleschrank zu kommen, um sich dort aus den vorhandenen Spielen eines auszuwählen. Oft haben aber auch ich und meine Kollegin ein Spiel vorgeschlagen, wenn die Teilnehmer*innen nichts aussuchen wollten. Es wurde immer eingeladen mitzugestalten, aber auch klar kommuniziert, dass man nicht muss und nur zusehen kann. Vor allem bei UNO konnte man mit der Zeit sehr schön sehen, wie die Teilnehmer*innen in den Interaktionen langsam aufblühten. Eine Teilnehmerin, bei der sehr wenig Affekt vorhanden war, konnte dadurch einen passenden Weg für sich finden, ihren Humor auszudrücken. So hat sie jedes Mal, wenn sie eine „schlechte" Karte (z.B. eine +4-Karte) für den/die Nächste*n hinlegte, zwar ein „Entschuldigung" ausgesprochen, dabei aber so ein riesiges, verschmitztes Lächeln aufgesetzt, dass es für die ganze Runde immer sehr lustig war. Wir haben dabei immer sehr viel gelacht und Freude gehabt. Gut über die Zeit zu beobachten war auch, wie sich die Teilnehmer*innen immer mehr trauten, ihre eigenen Bedürfnisse zu äußern und Wünsche zu formulieren. Auch das war anfangs sehr schwer für sie und verlangte viel Gestaltung und Geduld unsererseits. Inzwischen kommt es manchmal vor, dass eine Person äußert, heute gerne einen Spaziergang zu machen, eine zweite sich dann aber trotzdem traut, einen anderen Wunsch, wie UNO spielen, zu nennen. So versuchen wir dann gemeinsam zu einer Lösung zu kommen, die für alle passt.

Ein besonderer Meilenstein für die Gruppe war der erste Ausflug. Nach fast eineinhalb Jahren ist es uns zum ersten Mal geglückt, einen Ausflug nicht nur zu planen, sondern auch tatsächlich durchzuführen. Wir sind gemeinsam zu einem Bauernhof eines Klienten gefahren, wo wir eine Führung bekommen haben und wir Pferde füttern konnten. Es wurde von der Gruppe positiv aufgenommen, einmal etwas anderes zu machen. Ansonsten sind bei den Teilnehmer*innen unserer „Einfach dabei sein-Gruppe" Aktivitäten wie spazieren gehen und Gesellschaftsspiele spielen sehr beliebt. Wir haben aber auch schon gekocht und gebacken, Filme geschaut, im Garten gearbeitet, gebastelt und gemalt. Am Ende einer Gruppeneinheit überlegen wir immer gemeinsam, was die Wünsche für die nächste Woche sind.

Generell bedarf es sehr viel Vorbereitungszeit und mehr „Denkarbeit" in dieser Gruppe vonseiten der Gruppenleitung, da dieses Konzept sehr offen ist und wir es stark an die aktuellen Bedürfnisse der Klient*innen anzupassen versuchen. Das Konzept ist eben kein „Kochrezept", in dem Schritt für Schritt aufgelistet ist, was wann und wie gemacht wird. Aufgrund der Tatsache, dass es keine aktive Beteiligung der Klient*innen benötigt, müssen wir Gruppenleiterinnen eine Nichtbeteiligung kompensieren, was oft sehr herausfordernd ist.

In meiner Zeit beim PSD hat sich gezeigt, dass vor allem neue Gruppen oft schwer angenommen werden. Es verlangt Menschen, die sich schon länger von der Gesellschaft ausgeschlossen fühlen, viel ab, an einer Gruppe teilzunehmen. Meist wird auch eine aktive Beteiligung vorausgesetzt (wie etwa in der kognitiven Gruppe oder der Kochgruppe), was es dann für sie noch schwieriger macht. Es hat sich herausgestellt, dass es für unsere Klient*innen angenehm ist zu wissen, nichts beitragen zu müssen. Die verschiedenen Aktivitäten ermöglichen aber oft durch unterschiedliche Anreize, sich mehr einzubringen, als vorher für sie – aber auch für uns – vorstellbar gewesen wäre. So ist es gelungen, dass einige dieser jungen Klient*innen regelmäßig zur „Einfach dabei sein-Gruppe" kommen und mittlerweile auch an anderen Gruppen teilnehmen.

Trotz der vielen Vorbereitung und des hohen Energieaufwands, den die Gruppe von mir fordert, biete ich sie sehr gerne an, vor allem da es so schön ist, die Entwicklung der Teilnehmer*innen mitzuerleben.

Carina Schatz,
(PSD Tulln, Österreich)

5.4 Erfahrungsbericht aus einer psychiatrischen Abteilung des Universitätsklinikums – AKH Wien

Wir setzen das ZEPS als Konzept einer iADL-Gruppe (Gruppe für instrumentelle Aktivitäten des täglichen Lebens) im klinischen Setting ein. Aufgrund der begrenzten räumlichen Möglichkeiten findet die Gruppe in denselben Räumen statt (Werkstatt) wie ein großer Teil der anderen ergotherapeutischen Inhalte. Durch die beim ZEPS-Konzept vergleichsweise unübliche Vorbereitung des Tisches mit Tischtuch, Getränken, Kuchen und Ähnlichem gelingt es den Patient*innen jedoch gut, diese Gruppe anders wahrzunehmen und zu gestalten als die sonstigen Ergotherapie-Angebote. Wir bieten die Gruppe auf einer Station mit dem Schwerpunkt „psychotische Erstmanifestationen" an. Diese Klientel ist oft von krankheitsinduzierten Verunsicherungen im Sozialkontakt bis hin zu völligem sozialen Rückzug betroffen. Aus diesem Grund hat sich bei uns der niederschwellige Ansatz 1 des ZEPS-Konzepts, meist in Form einer Kaffee- oder Spielerunde, bewährt. Immer wieder entwickelt sich auch eine konstantere und im Kontakt bereits geübtere Gruppe – dann erleben wir den Ansatz 2 als hilfreiches Tool, vor allem in Bezug auf eine individuell bedeutungsvolle Tagesstruktur und Freizeitgestaltung außerhalb des klinischen Settings. So kommt beispielsweise das 24h-Rad (= Zeittorte) gut an und es können sich oft konstruktive Gespräche und attraktive Lösungsmöglichkeiten entwickeln. Vor allem schätzen sowohl wir als auch die Gruppenteilnehmer*innen die druckfreie und individuell gestaltbare Herangehensweise in Kontakt zu kommen, um hier langsam wieder erste positive Erfahrungen sammeln zu können. Besonders schön ist es, mitzuerleben, wenn anfänglich sehr zurückgezogene und verunsicherte Patient*innen langsam Sicherheit gewinnen, sich aus sich heraus trauen und immer mehr aufblühen. Oft können wir im Verlauf auch beobachten, wie die Teilnehmer*innen die geknüpften Kontakte zunehmend eigenständiger im stationären Alltag ausbauen und sich auch für gemeinsame Freizeitaktivitäten außerhalb der Klinik verabreden – die Berichte darüber bereichern dann immer wieder auch die nächste iADL-Gruppe. Dieses Setting bietet zusätzlich die Möglichkeit, Patient*innen bei neuen Alltagsaktivitäten zu erleben und mit diesen Erfahrungen auch außerhalb der Gruppe ergotherapeutisch weiterzuarbeiten. Diese Eindrücke und die gemeinsamen Erfahrungen erleben wir als sehr bereichernd, sowohl für die therapeutische Beziehung als auch für den Austausch mit anderen Professionen, beispielsweise im Rahmen der wöchentlichen interdisziplinären Visite. Da unsere ergotherapeutische Haltung schon im Voraus stark von einem druckfreien Ansatz geprägt war, fühlen wir uns von den Grundpfeilern des ZEPS-Konzepts bestärkt und freuen uns darüber, wie viele Früchte die druckfreie therapeutische Haltung, vor allem bei dieser Klientel, trägt.

Melanie Kohl & Gunde Dunkl
(Universitätsklinikum AKH Wien –
Univ.-Klinik für Psychiatrie und Psychotherapie)

5.5 Erfahrungsbericht aus einem Kinder- und Jugendpsychiatrischen Ambulatorium

Ich arbeite als Ergotherapeutin im Kinder- und Jugendpsychiatrischen Ambulatorium mit Tagesklinik *Extended Soulspace* der Psychosozialen Dienste in Wien. Dieses Ambulatorium wurde 2019 nach sozialpsychiatrischen Grundprinzipien realisiert, um die psychosoziale Versorgung von Kindern und Jugendlichen mit hochkomplexen Mental Health Problemen in Wien zu verbessern. Das große multiprofessionelle Team wurde von Anfang an in die Planung und Gestaltung des Konzepts und des Therapiealltages der Institution mit einbezogen. Wir wurden gebeten, uns zu überlegen, in welchen Bereichen unsere Interessen und Stärken liegen und welche therapeutischen Gruppen wir anbieten möchten. Da ich ZEPS in einem Praktikum in der Akutpsychiatrie mit erwachsenen Klient*innen und während des letzten Semesters des Ergotherapiestudiums kennengelernt habe, habe ich mich dazu entschlossen, meinen Kolleg*innen dieses Konzept vorzustellen, da ich mir sicher war, dass es sich auch mit Kindern und Jugendlichen umsetzen lässt und sie davon profitieren. ZEPS verbindet für mich viele wichtige Aspekte der ergotherapeutischen Arbeit wie Ermöglichung und Förderung von Partizipation sowie auch Alltagsbezug durch eine natürliche Atmosphäre und Aktivitäten, die Klient*innen aus ihrem Alltag kennen.

Um multiprofessionelles Arbeiten zu ermöglichen, werden alle Gruppenangebote der Tagesklinik von zwei Personen unterschiedlicher Berufsgruppen geleitet. Dadurch kann jede und jeder eigene professionelle und persönliche Stärken miteinbringen und wir ergänzen uns gegenseitig. Die Leitung der ZEPS-Gruppe habe ich mit einer Kollegin aus der Sozialen Arbeit gestartet. Über die letzten Monate hinweg hat sich das Angebot an ZEPS-Gruppen erweitert und nun sind auch Kolleg*innen aus der Pflege und Sozialpädagogik Teil der ZEPS-Gruppenleitung (liebevoll „ZEPSIS" genannt). Es gibt sogar schon eine ZEPS-Gruppe, an der auch die Therapiehunde Akiro und Anouk teilnehmen. Alle Kolleg*innen schätzen sehr die natürliche Atmosphäre und den druckfreien Zugang, den das Arbeiten nach ZEPS ermöglicht. Wir freuen uns immer auf die Gruppen, da nicht nur die Kinder und Jugendlichen, sondern auch wir viel Spaß daran haben.

In den letzten Monaten haben wir viele verschiedene Aktivitäten in den ZEPS-Gruppen angeboten und ausprobiert. Dabei greifen wir – wenn möglich – immer die Interessen, Ideen und Vorschläge der Kinder und Jugendlichen auf, bringen aber auch eigene Ideen ein, falls von den Teilnehmer*innen kein Vorschlag kommt, oder wenn diese noch nicht in der Lage sind, Ideen mit der Gruppe zu teilen.

Zu unseren Highlights zählen unter anderem Kuchen essen, eine Schnitzeljagd mit Stirnlampen in der Dunkelheit, ein Filmenachmittag, Leckerlis für Akiro und Anouk verstecken, Kekse, Muffins und Pizza backen, Smoothies machen und auch eine großartige Kleidertauschparty. Oft sind wir auch kreativ und basteln zum Beispiel Weihnachtsdekoration oder Hundespielzeug, fertigen Collagen an oder schreiben mit Brush-Pens. Gemeinschaftsspiele sind auch immer wieder Bestandteil der Gruppe, genauso wie Bewegung, Spiel und Spaß an der frischen Luft. Auch das Thema „Corona" findet bei uns einen Platz, etwa bei Gesprächen während des gemeinsamen Nähens von Masken.

Meine Erfahrungen mit ZEPS sind, dass die Kinder und Jugendlichen gerne zur Gruppe kommen. Der niederschwellige Ansatz hilft ihnen, bei uns anzukommen und sich positiv als Teil einer Gruppe zu erleben. In weiterer Folge trauen sich die Klient*innen immer wieder auch die Teilnahme an anderen Gruppen zu oder lassen sich auf Gespräche mit Mitgliedern des multiprofessionellen

Teams wie Kinder- und Jugendpsychiater*innen, Psycholog*innen, Sozialpädagog*innen, Pflegepersonen, Sozialarbeiter*innen und natürlich auch Ergotherapeut*innen ein. Sie respektieren, wenn jemand in der ZEPS-Gruppe etwas nicht erzählen möchte oder bei Aktivitäten nur die Beobachter*innen-Rolle einnimmt. Es ist schön zu beobachten, wie sie sich gegenseitig unterstützen und welche positiven Interaktionsmomente dadurch entstehen. Auch wenn es aus verschiedenen Gründen immer wieder zu längeren Pausen einzelner Teilnehmer*innen kommt, sind sie immer herzlich in der Gruppe willkommen. Da die Einheiten ineinander abgeschlossen sind, haben die Teilnehmer*innen nicht das Gefühl, als ob sie etwas verpasst hätten und können jederzeit wieder einsteigen. Es steht jedem/jeder Teilnehmer*in frei, nur so lange bei der Einheit zu bleiben, wie er oder sie es schafft.

Die Teilnahme an ZEPS ermöglicht den Kindern und Jugendlichen, Spaß in der Gruppe zu erleben, und auch Freundschaften wurden bereits geknüpft. Auch wir Gruppenleiter*innen sind auf Augenhöhe mit den Kindern und Jugendlichen und ebenso ein Teil der Gruppe. Wir geben nur Unterstützung oder Impulse, wenn diese benötigt werden. Bei uns darf es gerne auch mal lustig und etwas lauter sein. Wir lachen viel, können aber auch miteinander ernste Themen besprechen.

Anna Pointner, BSc.
Ergotherapeutin,
Kinder- und Jugendpsychiatrisches Ambulatorium
mit Tagesklinik – Extended Soulspace
www.psd-wien.at/einrichtungen/behandlung/kinder-und-jugendpsychiatrie

5.6 Ein Interview aus der Pädiatrie

Interviewter: Johannes Wöß-Lohberger | Interviewerin: Nadine Kern

Nadine Kern: *In welchem Fachbereich arbeitest Du und mit welchen Klient*innen?*
Johannes Wöß-Lohberger: Ich arbeite seit Oktober 2004 als Ergotherapeut im Fachbereich Pädiatrie und Neurologie in einer Langzeitwohneinrichtung mit angeschlossenem Institut für Therapien mit Kassenverträgen. Die Klient*innen sind von einem einzelnen Beratungsgespräch, für zehn Therapieeinheiten oder bis hin zu einmal wöchentlich für mehrere Jahre bei uns in der Therapie. In der Pädiatrie sind die Klient*innen zu einem sehr großen Teil Kinder mit

Entwicklungsstörungen (F.82, F.83), außerdem Kinder mit Down-Syndrom, Epilepsie oder Autismus-Spektrum-Störungen. Ich arbeite überwiegend mit Kindern und Jugendlichen von drei bis achtzehn Jahren.

Wie hast Du das ZEPS kennengelernt?
Durch die Präsentation in deinem Praktikum habe ich das ZEPS kennengelernt. Die Idee einer Gruppe, wo jeder/jede etwas machen kann und dadurch das Zusammenarbeiten und auch soziale Partizipation unterstützt, begleitet und differenzierter beobachtet werden können, hat uns sehr gut gefallen. Die Orientierungshilfe anhand der sechs Level im ZEPS ist ein sehr kostbarer Gewinn, um einteilen zu können, was man sieht.

*Du hast erzählt, dass Du ZEPS-Gruppen in Form von Kochgruppen durchgeführt hast. Kannst Du bitte kurz von den Rahmenbedingungen erzählen? Wie viele Teilnehmer*innen hatte die Gruppe und wie viele Einheiten umfasste sie?*
In Summe waren es 20 Einheiten von Juni 2018 bis März 2020, also ca. eine Einheit pro Monat, wobei wir bedingt durch die Corona-Situation die Gruppe beenden mussten. Beim Nachbesprechen mit den Klientinnen und ihren Bezugspersonen im Einzelsetting im Anschluss an die Gruppe hat sich aber gezeigt, dass der Zeitpunkt passend war. Auch, weil zwei Klientinnen aus der Gruppe Freundinnen geworden sind und mittlerweile sogar in dieselbe Klasse gehen.
In der Gruppe waren zwei fixe Therapeut*innen sowie drei Teilnehmerinnen im Alter von 13–22 Jahre (Entwicklungsstörung, Chromosomenanomalie und angeborene Erkrankung des Nervensystems) und drei Teilnehmerinnen, die ab und zu dabei waren.
Wir benötigten eine Gruppe, die die Bedürfnisse aller abdeckte. Der gemeinsame Nenner war bei allen, dass sie es lieben, in der Küche zu sein. Wir haben beschlossen, es einfach mal zu probieren, obwohl wir uns nicht sicher waren, wie die Gruppe harmonieren kann, da auch die mitgebrachten Fähigkeiten der Klientinnen sehr unterschiedlich waren, zum Beispiel hinsichtlich des Auftragsverständnisses oder der eingeschränkten Motorik.

Hat es in Eurem Empfinden einen Unterschied zwischen dieser Kochgruppe zu anderen Gruppen gegeben?
Ja, die war sehr stark entschleunigt. Es ging nicht ums Produzieren. Wenn zum Schluss etwas herausgekommen ist, was wir verzehren konnten, war es genauso o.k., wie wenn wir den Teig für den Kuchen vorbereitet und eingefroren haben. Es ging auch nicht um ein klassisches funktionelles Training, sondern einfach um ein entschleunigtes Miteinander, ein Aufeinander-Schauen

und auch Zeit haben, damit jede ihre Rolle in der Gruppe finden konnte. Nicht dass das dann festgefahren wäre, aber zum Beispiel die Klientin, die so viel Unterstützung brauchte, ist darauf gekommen, dass sie einen Einkaufswagen nutzen kann, um das benutzte Geschirr in die Küche zu bringen.

Hattest Du das Gefühl, Du hast Dich anders verhalten als in anderen Gruppen?
Sonst leite ich die kognitive Trainingsgruppe, die ist sicher inhaltlich ganz anders. Ich hatte auch schon andere Kochgruppen, da waren die Ziele ganz anders, z. B. dass die Jugendgruppen-Bewohner*innen selbst kochen können müssen, bevor sie in einen neuen Wohnverbund umziehen. Da hat man als Therapeut einen anderen Druck.
Die ZEPS-Kochgruppe haben wir als sozialpädiatrische Gruppe beschrieben, in der es nicht vorrangig ums Kochen gehen musste. Ich habe mich eher zurückhaltend und abwartend verhalten, was für mich auch aus der pädiatrischen Arbeit vertraut ist. Natürlich hatten wir auch schon Gruppen, in denen es um soziale Partizipation oder Kompetenzen gegangen ist. Zum Beispiel nach dem EST oder ESKT (Ergotherapeutisches Sozialkompetenz-Training), da wird viel vorgegeben und mit Aufmerksamkeitstraining und „Ablenkern" gearbeitet. Solche Werkzeuge mussten wir gar nicht einbauen.

Was waren die ausschlaggebenden Punkte, warum Ihr Euch entschieden habt, die Kochgruppe nach dem ZEPS-Konzept zu probieren?
Einerseits das Wissen, dass wir uns auf etwas Neues einlassen wollten. Andererseits die Klientinnen, von denen wir nicht genau wussten, wie sie miteinander harmonieren werden. Wir nannten die Gruppe „Auf den Ofen – fertig – los", weil zu Beginn das gemeinsame Interesse der Teilnehmerinnen das Backen war. Wäre jetzt etwas ganz anderes daraus geworden, wäre das für uns auch in Ordnung gewesen, weil wir uns in der Begleitung der Klientinnen nach ZEPS orientieren wollten.
Und die Dokumentationsmöglichkeit mit den sechs Leveln war entscheidend. Wir wollten sehen, wie man das festhalten und beobachten kann, diese Messbarkeit von sozialem Engagement und Aktivitäten. Ein Stück weit ist das auch eine Unterstützung für den Therapeuten, die sechs Level geben da eine Orientierungshilfe. Man kann es dann auch für sich selbst besser benennen. Das war für mich das Essentiellste.

*Konntet Ihr Veränderungen der sozialen Teilhabe bei den Teilnehmer*innen feststellen?*
Die Erwartungshaltung war nicht so hoch. Nachdem wir die Gruppe evaluiert haben, waren wir von dem überwältigt, was sich alles getan hat. Wenn von einer Klientin, die zuerst sehr passiv war, weil sie einfach nur froh war, dass

sie da sein konnte, ein „Ich helf Dir" gekommen ist. Eine Klientin, die vorher nur bei mir in der Einzeltherapie war und die Kollegin nicht kannte, ist anfänglich sehr an mir „geklebt" und hat immer nur mit mir geredet – sehr leise, es gab keinen Blickkontakt mit den anderen. Doch schon ab der 3. oder 4. Gruppe hat sie mit Elisa Barthofer, meiner Kollegin, gearbeitet oder auch sie mal um Hilfe gebeten. Am Schluss hat sie sogar eine neue Freundin in der Gruppe gefunden, mit der sie sich in der Freizeit treffen kann, weil durch die Gruppe auch die Mütter im Wartebereich ins Gespräch gekommen sind.

Die therapeutische Haltung und die Grundprinzipien im ZEPS, also Druckfreiheit, Selbstbestimmung ermöglichen und Natürlichkeit, haben die für Dich etwas verändert?
Also ich weiß nicht, ob es zu meinem natürlichen Temperament gehört, zurückhaltend zu sein. Ich glaub nicht. Also nicht, dass ich bevormunde oder die Autonomie nehme. Ich habe schon vor Jahren dazu lernen dürfen, dass der Weg zur Selbstbestimmung sehr unterschiedlich sein kann, und dass manchmal Abwarten und Zusehen, wie es Klientinnen selbst tun, die Selbstwirksamkeit gut unterstützt.

Du hast gesagt, Ihr habt die Gruppe danach noch mal nachbesprochen. Hast Du einen Eindruck bekommen, wie die Gruppe von den Teilnehmerinnen erlebt wurde? Und ist Dir da ein Unterschied zu anderen Gruppen aufgefallen?
Sie sind gerne gekommen, es war ihnen wichtig und sie haben immer gefragt, wann der nächste Termin ist. Das war das Feedback, das hat sich aber jetzt nicht wirklich von anderen Gruppen unterschieden. Bei uns ist Gruppenteilnahme keine Vorgabe, somit ist die Teilnahme immer freiwillig. Wenn jemand darauf kommt, die Gruppe ist nicht das Richtige, dann müssen sie auch nicht kommen.

Wie wurde die ZEPS-Gruppe im Team wahrgenommen?
Ich habe von den Kolleg*innen aus dem Ergotherapeut*innen-Team die Rückmeldung bekommen, super dass es das gibt, also die Ressource, mal auf das soziale Miteinander zu schauen. Durch die Offenheit für ansonsten schwer in der Therapie integrierbare Klient*innen, weil das Angebot auch auf sehr basalem Niveau angeboten werden kann, wurde die Gruppenidee mit offenen Armen empfangen.
Eine Logopädin hat auch immer wieder gesagt, sie hätte jemanden für die Gruppe. Zum Beispiel kam die junge Dame mit der Chromosomenanomalie über die unterstützte Kommunikation ins Institut für Therapien. Sie hatte zu Beginn immer ein Pferdchen mit, also so Übergangsobjekte, die waren zum Schluss nicht mehr so wichtig, die sind nicht mehr mitgekommen. Aber nicht,

weil wir gesagt haben, sie darf nicht, sondern einfach, weil sie es nicht mehr gebraucht hat. Sie war dann so sicher. Das ist auch etwas, was von der Logopädin registriert wurde, dass sie im Interagieren sicherer geworden ist. Man kann natürlich nicht sagen, dass das jetzt nur durch die Gruppe entstanden ist, aber es war schon auffällig, dass diese Objekte plötzlich nicht mehr da waren. Zuerst waren es tatsächliche Gegenstände, dann imaginierte und dann waren sie weg.

Waren denn die Teilnehmerinnen gleichzeitig in andere Gruppen eingeteilt?
Nein. Sie waren nicht gruppentauglich für die anderen Gruppen, die es gegeben hätte. Das war auch der Grund, warum wir gesagt haben, das wäre mal ein Kunstgriff, so eine druckfreie Gruppe zu versuchen. Auch deshalb, weil in den anderen Gruppen, in denen es um unterstützte Kommunikation geht und die Nutzung eines iPads, oder die kognitive Trainingsgruppe, in der alle eine Lösung für bestimmte Wörter finden müssen mit den Logopädinnen, oder wo jetzt bestimmte Themen bearbeitet werden, wie zum Beispiel Nationalfeiertag oder so, es dann schwer ist, sich da ganz zurückzuhalten und nicht zu fordern.

Wovon denkst Du, konnten die Klientinnen im Rahmen der ZEPS-Gruppe am meisten profitieren?
Davon, dass in dieser Gruppe die Betätigung im Mittelpunkt stand. Psychosoziale Entwicklungsbedürfnisse haben sich da nebenbei wie von selbst entwickelt, weil keine Übungen dafür im Vordergrund standen und auch keine gruppendynamisch fokussierten Interventionen wie Emotionswürfel, Emotionstachometer usw. Sie profitierten sicher auch von dem Miteinander. Wir kennen uns am Anfang als Teilnehmer*innen der Gruppe zwar ursprünglich nicht, können aber gemeinsam etwas schaffen, was wir dann auch zusammen genießen oder weitergeben können. Also dieser Nebeneffekt, dass man etwas macht, was dann auch Mama oder Oma schmeckt, das sind so schöne Selbstwirksamkeitserfahrungen. Und auch das Sich-Mitteilen-Können. Also, das hat man schon gemerkt, dass einer Klientin, die eben zu Beginn so schüchtern war, dass sie auch mit meiner Kollegin nicht so reden wollte – das gefallen hat, dass sie dann auch viel offener war als zu Beginn der Gruppe. Also, dass sie einfach auch auf dem Gang mit allen reden konnte, erzählen konnte, was heute gemacht wird. Also auch das Sich-Mitteilen können. Das macht ja auch etwas mit einem Menschen, wenn er sich selbstsicherer fühlt.

Wie denkst Du, konntet Ihr das unterstützen, dass sie da selbstsicherer werden konnte?
Im Endeffekt, zu Beginn war es einfach o.k., dass sie einfach noch nicht so viel reden wollte. Das hat sich dann mit der Zeit ganz von selbst entwickelt, weil es klar war, dass jeder/jede beiträgt, was er/sie gerade beitragen kann.

*War auch einmal ein/eine Praktikant*in bei der Gruppe dabei? Wenn ja, gab es von ihm/ihr Rückmeldungen, wie er/sie die Gruppe erlebt hat?*
Ja, zweimal war dieselbe Ergotherapiestudentin dabei und einmal ein FSJ-Praktikant (Freiwilliges soziales Jahr) als Vertretung für Elisa. Spannend war, dass das Nachbesprechen sehr gut möglich war, da die sechs Level eine Art Grundstruktur geboten haben, auch mit dem FSJ-Praktikanten, der kein therapeutisches Vorwissen mitbrachte.

Johannes Wöß-Lohberger arbeitet bei Assista Soziale Dienste GmbH, Institut für Therapien in Oberösterreich, Altenhof am Hausruck, Österreich

5.7 Fragen und Antworten zur Implementierung des ZEPS in der eigenen Einrichtung

Ein neues Therapiekonzept in ein bereits bestehendes Gesamttherapiekonzept einzubringen, kann unserer Erfahrung nach herausfordernd sein. Die folgenden Fragen und Antworten behandeln die persönliche Vorbereitung, den Umgang mit Erwartungen der Institution, die Organisation der geplanten Gruppe, die tatsächliche Durchführung sowie die interdisziplinäre Zusammenarbeit. In dieses Unterkapitel fließen persönliche Erfahrungen sowie die Erfahrungen der Teilnehmer*innen unserer Fortbildungen mit ein. Die Fragen und Antworten sind ein Beitrag, um den von den Teilnehmer*innen berichteten Herausforderungen einer Implementierung zu begegnen. Diese Sammlung ist nicht allumfassend, sondern soll Denkanstöße geben, um mit den ersten Schritten zur Einführung des ZEPS in der eigenen Institution zu beginnen.

Fragen zur persönlichen Vorbereitung

- *Habe ich die Methoden ausprobiert, wie z. B. stumme Impulse?*
  Möglich ist, einzelne Methoden in anderen Gruppen- und Einzelsettings auszuprobieren, bevor man eine ZEPS-Gruppe durchführt.

- *Habe ich die ZEPS-Haltung schon einmal eingenommen?*
  Die eigene Kommunikation druckfrei und natürlich zu gestalten, kann herausfordernd und ungewohnt sein. Viele Fortbildungsteilnehmer*innen und Praktikant*innen stellen die Frage, wie man natürlich und druckfrei in bestimmten Therapiesituationen reagiert. Eine hilfreiche Gegenfrage dazu ist, wie man reagieren würde, wenn das eine Situation mit einer/einem Bekannten im privaten Alltag wäre. Wie bei den Methoden kann auch das Einnehmen der Haltung vorab im Kontakt mit anderen erprobt werden. Sich vermehrt selbst zu beobachten sowie Feedback von Kolleg*innen einzuholen und sich mit ihnen auszutauschen, hilft die Haltung zu festigen.

- *Wie fühlt sich das für mich an, wenn ich mir vorstelle, dass jemand plötzlich die Gruppe verlässt oder die Teilnahme ablehnt?*
  Das kann irritierend sein. Manchmal wird das Verlassen der Gruppe mit Non-Compliance oder Unwilligkeit verknüpft. Versuchen Sie das Weggehen nicht zu beurteilen. Im Sinne der Selbstbestimmung ist es wichtig, die individuelle Entscheidung des/der Klient*in zu gehen oder zu bleiben bedingungslos zu akzeptieren, sofern keine Selbst- oder Fremdgefährdung vorliegt. Gehen Sie natürlich mit der Situation um, indem Sie den/die Teilnehmer*in freundlich verabschieden. Dadurch kann einer Irritation der Teilnehmer*innen entgegengewirkt werden.

- *Was bin ich als Teilnehmer*in der Gruppe bereit, von mir persönlich preiszugeben?*
  Im Sinne der Natürlichkeit kann es hilfreich sein, auch Persönliches preiszugeben, weil man dadurch leichter die Rolle als gleichberechtigte*r Gruppenteilnehmer*in einnimmt. Dabei geht es nicht etwa darum, den eigenen Beziehungsstatus oder Schicksalsschläge zu schildern, sondern eher zu teilen, was man am Wochenende gemacht hat, wohin man gerne in den Urlaub fahren möchte oder dass man gerne morgens eine Stunde länger schlafen würde. Bedenken Sie, dass es auch natürlich sein kann, zu sagen, dass man zu einem Thema nichts erzählen möchte.

Fragen zu Erwartungen der Institution

- *Lässt die Institution eine alltagsorientierte Gruppe zu?*
  Es kann sein, dass ein traditionelles Bild von ergotherapeutischen Interventionen vorherrscht. Veränderung einzubringen kann sehr herausfordernd sein. Wenn es gar nicht möglich ist, eine neue Gruppe zu implementieren, so kann man eventuell die therapeutische Haltung in bestehenden Gruppen umsetzen.

- *Wie kann ich in einem starren System Veränderungen anstoßen?*
  Neben sehr formalen Möglichkeiten, wie in einem Vortrag das Konzept vorzustellen, ist es sicherlich sinnvoll, informelle Gespräche zu führen und Unterstützer*innen aus allen Berufsgruppen zu finden. Besonders hilfreich ist es, die durch die neue Haltung erzielten Erfolge im Team hervorzuheben. Die gewonnenen Erfahrungen können so auf lange Sicht Bewegung in Bestehendes bringen.

- *Gibt es ein gesamttherapeutisches Konzept, in das die Gruppe passen muss?*
  Sobald die Förderung von sozialer Partizipation und Teilhabe ein Ziel der Institution ist, eignet sich das ZEPS als Teil des Gesamtkonzepts. Nutzen Sie dieses Buch und andere Quellen, um für eine ZEPS-Gruppe als sinnvollen Beitrag zu argumentieren.

Fragen zur Organisation der Gruppe

- *Habe ich einen passenden Therapieraum?*
  Ideal ist ein Raum, in dem man ungestört bleibt, der ähnlich aussieht wie ein Wohnraum, Arbeitsplatz oder ein Ort, an dem Freizeitaktivitäten stattfinden (z.B. Terrasse, Garten, Ruheraum). Ein entsprechend gestalteter Raum unterstützt dabei, eine natürliche und alltagsorientierte Atmosphäre herzustellen. Steht so ein Raum nicht zur Verfügung, können kleine Gegenstände wie ein Tischtuch auf dem Kreativtisch oder ein Blumenstrauß auf der Werkbank hilfreich sein.

- *Wie kann ich die ZEPS-Gruppe zeitlich in den Therapieplan integrieren?*
  Beim Einführen der ZEPS-Gruppe in unseren Institutionen haben wir entweder ein zusätzliches Zeitfenster für das Gruppenangebot im Therapieplan gefunden oder eine bestehende Gruppe inhaltlich verändert.

- *Habe ich meine Termine so organisiert, dass ich nach der Gruppe noch ein paar Minuten Zeit habe?*
  Die Extra-Zeit gibt Klient*innen die Möglichkeit, Themen/Fragen/Ideen im persönlichen Gespräch klären und noch aufkommende Gefühle ansprechen zu können. Es ist auch möglich, dass es durch die druckfreie und natürliche Haltung als Gastgeber*in notwendig wird, alleine wegzuräumen, was einen erhöhten Zeitaufwand bedeuten kann.

- *Verfüge ich über ein Budget, um z.B. Kaffee zu kaufen?*
  Tipp: Kaffee oder andere Lebensmittel können manchmal über die hausinterne Küche oder über die Institution/den Träger angefordert werden. Wesentlich bei der Argumentation für ein Therapiebudget ist, dass Lebensmittel als Therapiemittel verstanden werden.

- *Wie werde ich die ZEPS-Gruppe nennen?*
  Der Name der ZEPS-Gruppe soll so gewählt werden, dass er für die Klient*innen verständlich und ansprechend ist, wie z.B. „Alltagsgruppe". Weitere Vorschläge finden Sie in den Kapiteln 4.2 und 4.3. Machen Sie den Namen davon abhängig, ob der Zeit-Slot sowohl für Ansatz 1 und Ansatz 2 verwendet wird oder nur für einen der Ansätze.

- *Wie und wann lade ich die Teilnehmer*innen zur Gruppe ein?*
  Wir empfehlen, die Teilnehmer*innen persönlich zur Gruppe einzuladen. Wenn das nicht möglich oder aus anderen Gründen nicht sinnvoll ist, kann die persönliche Einladung entfallen.

- *Wie kann ich für eine gemütliche und alltagsnahe Atmosphäre sorgen?*
  Überlegen Sie, wie Sie zu Hause eine gemütliche Atmosphäre schaffen, z.B. mit Musik, Blumen, Tischtuch, Keksen …

- *Welche sozialen Alltagsaktivitäten kann ich in meiner Einrichtung ohne großen Aufwand durchführen?*
  Fragen Sie sich zum einen, welche Materialien (Geschirr, Kaffeemaschine, Blumenzwiebeln usw.) oder Medien (TV, Beamer, Radio usw.) bereits vorhanden sind, und zum anderen, welche Alltagsaktivitäten in der Durchführung einfach sind.

Fragen zur Gruppendurchführung

- *Welcher Ansatz passt für meine Klient*innen?*
  Beobachten Sie, was die Klient*innen zurzeit brauchen. Wenn Sie noch unsicher sind, lesen Sie nochmal in Kapitel 4.2 und 4.3 nach.

- *Welche unterschiedlichen Themen für Ansatz 2 sind für meine Klient*innengruppe passend?*
  Es bieten sich Themen an, die im alltäglichen Leben bedeutend sein können. Konkrete Ideen dazu finden Sie in Kapitel 4.3.

- *Was muss ich tatsächlich tun, wenn jemand die Therapieeinheit verlässt, der aufgrund seiner psychischen Verfassung nicht alleine gehen darf?*
  Manche Klient*innen benötigen spontan organisierte Begleitung. Ideal ist, bei so einer Klient*innenzusammensetzung die Gruppe zu zweit zu leiten. Eine andere Möglichkeit ist es, einen Rückzugsbereich innerhalb des Raumes zu schaffen.

- *Wie kann die konkret geplante Aktivität stattfinden, wenn die Teilnehmer*innen eher passiv und zurückhaltend agieren?*
  Denken Sie daran, dass es Teil des Konzepts ist, dass Sie selbst jederzeit Handlungsschritte übernehmen oder ein Gesprächsthema einbringen können. Denkbar ist auch, dass die geplante Aktivität – wie z.B. Kaffeetrinken – früher als geplant zu Ende geht. Für diesen Fall ist es hilfreich, sich weitere Aktivitäten wie z.B. Kartenspiele überlegt zu haben. Die dafür benötigten Materialien (Spiele usw.) sollten einfach und verfügbar sein. Möglich ist auch, im Sinne der Natürlichkeit, die Gruppe früher zu beenden.

- *Kann ich die Gruppe mit einer zweiten Person aus dem interdisziplinären Team durchführen?*
  Ja, das kann oft sehr hilfreich sein, wenn z.B. Menschen mit kognitiven Einschränkungen teilnehmen. Die Erfahrung zeigt, dass es zielführend sein kann, die Gruppe nicht nur mit einer/einem zweiten Ergotherapeut*in, sondern mit jemandem aus dem interdisziplinären Team durchzuführen.

- *Was muss ich bei der Auswahl der sozialen Aktivität beachten?*
  Wählen Sie eine Aktivität, die alle sechs Level der sozialen Involviertheit ermöglicht. Achten Sie auch darauf, dass es eine Aktivität ist, die für die Zielgruppe hinsichtlich Alter, Geschlecht und kulturellem Hintergrund so weit wie möglich passend ist.

- *Was kann ich tun, wenn ein/eine Klient*in sich in der Gruppe anscheinend unwohl fühlt?*
  Einzelne Handlungsschritte abzunehmen (z. B. wenn sich jemand offensichtlich nicht nach dem Zucker zu fragen traut, diesen anzubieten) oder Aufgaben direktiv zuzuteilen (z. B. *„Wenn Sie möchten, können Sie schon mit dem Äpfelschälen beginnen."*), kann entlastend sein. Wenn das unwohle Gefühl bestehen bleibt, ist es hilfreich, nach der Gruppe unter vier Augen das Gefühl zu benennen (z. B. *„Herr Huber, ich hatte den Eindruck, dass Sie sich heute in der Gruppe nicht so wohlgefühlt haben."*).

- *Wie gehe ich mit Konflikten innerhalb der Gruppe um?*
  In der ZEPS-Gruppe wird versucht, ein möglichst positives Erlebnis zu generieren, jedoch gehören Unstimmigkeiten zum Alltagsleben dazu. Konflikte dürfen auch genutzt werden, um eine Kompromissfindung zu erproben. Sollte sich der Konflikt nicht lösen, so kann es notwendig sein, diesen als Ergotherapeut*in anzusprechen und eine Lösung vorzugeben.

- *Kann ich eine ZEPS-Gruppe mit großer Teilnehmer*innenanzahl durchführen?*
  Wir empfehlen eine maximale Gruppengröße von sechs Personen plus ein bis zwei Therapeut*innen. Bei einer größeren Gruppe sind das Umsetzen der Grundprinzipien und das Erreichen der übergeordneten Ziele äußerst schwierig.

Fragen zur interdisziplinären Zusammenarbeit

- *Warum ist im ZEPS eine interdisziplinäre Zusammenarbeit hilfreich?*
  Insbesondere in Ansatz 2 erkennen Teilnehmer*innen eigene Bedürfnisse und Ressourcen, die zu Therapiezielen werden können. Damit diese Ziele weiterverfolgt werden, ist eine interdisziplinäre Zusammenarbeit sehr wertvoll.

- *Wie kann ich das Team in die Arbeit zu erkannten Bedürfnissen und Ressourcen von Klient*innen einbeziehen?*
  Informationen über die erkannten Bedürfnisse und Ressourcen, aber auch über die ZEPS-Gruppe ganz allgemein können informell in einem Gespräch zwischendurch oder in der Teambesprechung weitergegeben werden. Hierbei ist unsere Erfahrung, dass das Berichten über die ZEPS-Gruppe als Fixpunkt in einer Teambesprechung zielführend ist.

Darüber hinaus besteht die Möglichkeit, die ZEPS-Gruppe gemeinsam mit einem/einer Kolleg*in aus dem interdisziplinären Team zu leiten. Das gemeinsame Leiten kann fester Bestandteil der Gruppe sein oder auch nur einmalig stattfinden. Die Erfahrung zeigt, dass die zweite Person ein anderer/eine andere Ergotherapeut*in oder ein Mitglied einer anderen Berufsgruppe sein kann.

- *Kann ich die Grundprinzipien Natürlichkeit/Druckfreiheit/Selbstbestimmung im Austausch mit Kolleg*innen argumentativ vertreten?*
  Unserer Erfahrung nach ist es von zentraler Bedeutung, die therapeutische Haltung im ZEPS begründen zu können. Dazu ist es hilfreich, sich sowohl intensiv mit der Theorie auseinanderzusetzen als auch praktische Erfahrungen zu sammeln. Informationen dazu finden Sie in den Kapiteln 2 und 3. Wir empfehlen, die Grundprinzipien in ganz unterschiedlichen Situationen auszuprobieren und dadurch zu festigen.

- *Wie gehe ich damit um, wenn die freiwillige Teilnahme infrage gestellt wird?*
  Es kann vorkommen, dass eine Therapieteilnahme für Klient*innen vom interdisziplinären Team vorausgesetzt oder vom Kostenträger verpflichtend vorgeschrieben wird. Das steht im Widerspruch zur druckfreien Haltung im ZEPS. Manchmal kann eine wiederkehrende Information, Argumentation und Diskussion im Team über die freiwillige Teilnahme diese Problematik abfangen. Wenn eine verpflichtende Teilnahme unumgänglich ist, dann könnte man versuchen, innerhalb der Räumlichkeiten, in denen die ZEPS-Gruppe stattfindet, einen Rückzugsort zu schaffen. Es kann ein definierter Bereich im Gruppenraum sein, wie z. B. eine Hängematte oder ein abseitsstehender Tisch, oder auch ein zugänglicher Nebenraum. Die Möglichkeit, sich an diesen Ort zurückzuziehen, soll den Teilnehmer*innen zu Beginn der Gruppe mitgeteilt werden.

5.8 ZEPS-Präsentationsvorlage für die Vorstellung vor dem multiprofessionellen Team

Diese Vorlage ist als Unterstützung gedacht, das ZEPS-Konzept zu präsentieren. Sie finden die Präsentation als PDF zum Herunterladen in Ihrem persönlichen Kundenkonto. Mit dem Kauf des Buches haben Sie das Recht erworben, die Präsentation zu verwenden. Ebenfalls hinterlegt sind die Bildkarten und eine Zeittorte – Materialien für die Durchführung von Ansatz 2 – zum Ausdrucken.

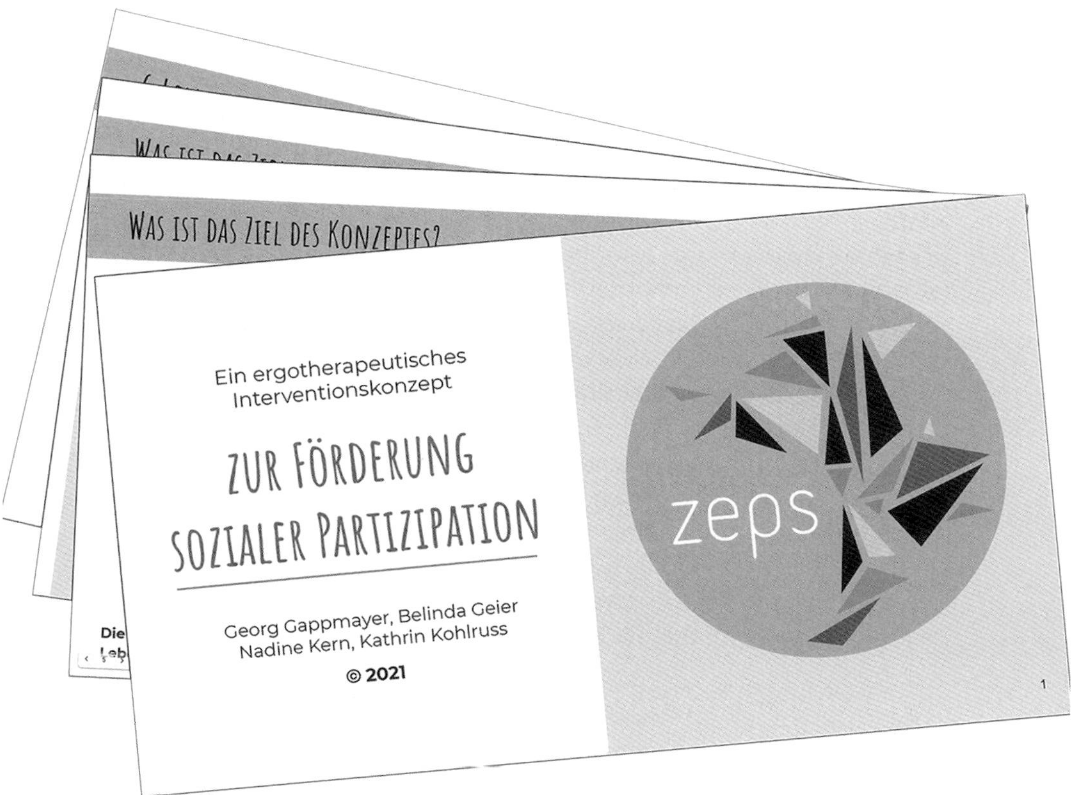

Abb. 4: Präsentationsvorlage

*Die Präsentationsvorlage ist auch noch einmal farbig in Ihrem persönlichen Kundenkonto hinterlegt.

6 ZEPS – ein Beitrag zu einer guten Gesundheitsversorgung

Die aktuelle Situation der Gesundheitsversorgung chronisch kranker Menschen oder Menschen, die von sozialer Isolation und Einsamkeit betroffen sind, ist nur bedingt zufriedenstellend. Dieses Kapitel bezieht sich in erster Linie auf die psychiatrische Versorgung in Österreich und Deutschland und nimmt eine ergotherapeutische sowie eine sozialwissenschaftliche Perspektive ein. Die Versorgungsstruktur dieser Länder ist teilweise unterschiedlich, gleichzeitig sind viele Aspekte und Denkweisen ähnlich. Im Folgenden argumentieren wir, dass die Finanzierung, die Versorgungsstruktur sowie insbesondere der Fokus auf Funktionsverbesserung und die damit einhergehenden Zielsetzungen der Arbeitsfähigkeit und Selbstständigkeit in der Rehabilitation nicht alle Betroffenen erreichen. Aus unserer Sicht werden nicht alle Betroffenen dort abgeholt, wo Entwicklung und Veränderung möglich ist. Das ZEPS kann diese komplexen und strukturellen Probleme nicht lösen, bietet jedoch Ansätze, um Schritte in die richtige Richtung zu machen. Wir argumentieren, dass neben dem Ziel der Selbstständigkeit und Arbeitsfähigkeit ein Gefühl der (gesellschaftlichen) Verbundenheit notwendig ist, die im rehabilitativen Prozess gefördert werden soll. Diese Verbundenheit kann durch die Durchführung von Tätigkeiten erfolgen, die für das Individuum und die Gesellschaft sinnstiftend sind. Darüber hinaus soll es für die Klient*innen möglich sein, selbst Veränderungswünsche zu entdecken und zu verfolgen, die nicht zwingend direkt mit Arbeitsfähigkeit in Verbindung stehen oder in Verbindung gebracht werden.

6.1 Herausfordernde Rehabilitation, Rehabilitation herausfordern

Laut Statistik Austria (2020) gaben 2015 in Österreich insgesamt 18,4 % der Personen ab 15 Jahren an, durch eine gesundheitliche Beeinträchtigung dauerhaft eingeschränkt zu sein. 3,7 % der Bevölkerung begründeten es mit nervlichen oder psychischen Problemen. Das war die dritthäufigste Begründung der dauerhaften Beeinträchtigung nach „Problemen mit der Beweglichkeit“ und „anderen Problemen“. In Deutschland galten 2017 insgesamt 9,4 % der Bevölkerung sogar als schwerbehindert. Begründet wird die Schwerbehinderung bei über 1,5 Millionen Menschen mit hirnorganischen Störungen und Auswirkungen auf geistig-seelische Störung sowie Psychosen, Neurosen und Sucht. Das sind rund 2 % der Bevölkerung (Statistisches Bundesamt, 2019).

Viele dieser Menschen erhalten im Laufe ihres Lebens rehabilitative Leistungen. Ganz allgemein sind die zentralen Zielsetzungen dabei Arbeitsfähigkeit (wieder-)erlangen und Leistungsfähigkeit verbessern (BMSGPK, 2020). Innerhalb der medizinisch-psychiatrischen Rehabilitation werden als Ziele die Verbesserung der psychischen Funktionen, die Verbesserung von Aktivität und Teilhabe und die Beeinflussung von Kontextfaktoren genannt (Lenz & Schosser, 2015). Wobei als Kontextfaktoren die Förderung beruflicher Motivation, Arbeitsorganisation, Lebensstiländerung und Angehörigenberatung Erwähnung finden. Teilhabe findet sich als zentrales Ziel in der ICF (International Classification of Functioning, Disability and Health) (WHO, 2010) wieder. Die ICF ist als Grundlage für psychiatrische Rehabilitation in Deutschland weit verbreitet. In Österreich sollen laut dem Dachverband der Sozialversicherungsträger zukünftig Rehabilitationsinterventionen nach Möglichkeit gemäß ICF definiert werden (Reiter et al., 2020), jedoch wird das in der Praxis nicht flächendeckend umgesetzt.

Allerdings ist nicht (soziale) Teilhabe, sondern Arbeit „im Rahmen der psychiatrischen Versorgung sicherlich der dominante Aspekt [...]" (Kawohl & Rössler, 2018, S. 102). Ähnlich sehen dies Lenz und Schosser (2015), die argumentieren, dass der Erfolg der Rehabilitation auch an der sozialen Integration gemessen werde, wobei ein wichtiger Indikator die Inklusion in das Arbeitsleben darstelle. Durch Rehabilitation ist es sicherlich möglich, dass manche Menschen schneller oder überhaupt das Ziel arbeitsfähig zu sein erreichen, aber wie der Psychiater Friedrich Riffer in Bezug auf Österreich schreibt, ist „[d]ie Wiedereingliederung in den ersten Arbeitsmarkt [...] unverändert schwierig. Neue Modelle sind hier gefragt, die spürbare Tendenz zu ‚wer leistet, soll profitieren', erzeugt meist zusätzlichen Druck auf Menschen mit psychischen Erkrankungen" (Riffer, 2018, S. S40). Menschen mit psychischen Erkrankungen oder Behinderungen sind in der aktuellen Situation am ersten Arbeitsmarkt oftmals nicht in der Lage, einen Job zu finden (Richter, 2018). Dieser sehr umkämpfte Markt – um Arbeitsstellen – erlaubt in der Praxis den Betroffenen kaum, Leistungseinbußen zu haben. So stimmen wir zwar mit Kawohl und Rössler (2018) überein, dass der Wiedererhalt eines Arbeitsplatzes wesentlich für psychisch erkrankte Menschen ist, jedoch ist das in der aktuellen Situation am Arbeitsmarkt für viele Betroffene unrealistisch und frustrierend. Das spiegelt sich auch darin wider, dass die Arbeitslosigkeit unter Menschen mit psychischen Erkrankungen wesentlich höher ist als bei Menschen ohne diese Erkrankungen (OECD, 2015; Richter, 2018). Das soll nicht heißen, dass wir der Meinung sind, dass es unwichtig wäre, einen Beruf zu haben oder einer bezahlten Arbeit nachzugehen – im Gegenteil, auch wir sehen das als wesentlichen Bestandteil des Lebens an. Aus sozialwissenschaftlicher Sicht ist einer Arbeit nachzugehen ein gesellschaftlich wertgeschätztes Ziel, das die Bürger*innen aber in zwei Gruppen teilt: in jene, die einen sinnvollen Beitrag für die Gesellschaft als Arbeitnehmer*innen leisten und jene, die als Sozialhilfeempfänger*innen weniger wertgeschätzt werden.

Doch was bietet die Rehabilitation jenen an, für die das doch recht hohe Ziel der Arbeitsfähigkeit kaum erreichbar ist? Angeführt werden Arbeitstraining, erwerbsorientierte Tagesstruktur, die auch den Selbstwert und Sozialkontakte fördern sowie eine sinnvolle Tätigkeit ermöglichen (Kawohl & Rössler, 2018). Ebenso wird *supported employment* empfohlen und in Deutschland noch soziale Teilhabe als Leistung der medizinischen Rehabilitation genannt (BAR, 2020). *Supported employment* bedeutet das direkte Trainieren und Unterstützen der Person am eigenen Arbeitsplatz, anstelle von *first train than place*[1]-Ansätzen (Jäckel & Hoffmann, 2018). Allerdings gebe es zu wenig *supported employment*-Angebote im deutschsprachigen Raum. Auch Teilhabe steht oft in Verbindung mit Arbeitsfähigkeit. Das zeigt eine genauere Betrachtung deutschsprachiger Handlungsempfehlungen zu Teilhabe und Rehabilitation (Czypionka et al., 2016; Kawohl & Rössler, 2018; Stengler et al., 2015) sowie des Reha-Berichts der Deutschen Rentenversicherung (DRV, 2019), in denen beim Schlagwort „Teilhabe" unmittelbar Arbeitsfähigkeit verknüpft wird. Maßnahmen zur sozialen Teilhabe hingegen zielen laut der deutschen Bundesarbeitsgemeinschaft für Rehabilitation (BAR, 2020) nicht auf das Arbeitsleben, sondern auf die Alltagsbewältigung im häuslichen und privaten Bereich sowie auf die Freizeit ab. Dabei liegt der Fokus auf dem (Wieder-)Erlangen von Fähigkeiten und Fertigkeiten, um Selbstständigkeit zu ermöglichen; auch wenn die erwähnten Maßnahmen wie Alltagsbewältigung und Selbstversorgung, Tagesstrukturierung und Freizeitgestaltung, Förderung von Beziehungsfähigkeit und soziale Kontakte nicht zwingend auf die Förderung individueller Fähigkeiten beschränkt sind (BAR, 2020). Das verweist auf das zweite Hauptziel neben der Arbeitsfähigkeit in der Rehabilitation: Selbstständigkeit. Selbstständigkeit bedeutet „[...] in der Lage zu sein, etwas selbst ohne Hilfe von außen auszuführen – und zwar richtig und sachgerecht" (Klauß, 2003, S. 89). Ein Ziel, das die Verbesserung von Funktionen und Fähigkeiten impliziert und, wie die Ergotherapeutin Barbara Gibson analysiert (2016), ein Reparieren des Menschen hin zu „normalen" Körperfunktionen, „normalem" Verhalten und „normalen" Aktivitäten bedeutet. Das Ideal des normalen und somit selbstständigen Menschen und das daraus resultie-

1 First train than place-Ansätze verfolgen die Idee, dass abseits einer konkreten Arbeitsstelle an der Arbeitsfähigkeit gearbeitet und diese trainiert werden kann, in der Hoffnung, dass die Person danach leichter eine Arbeit findet und ausführen kann. Dieser Ansatz ist weniger erfolgreich als supported employment (Hoffmann & Richter, 2020).

rende Ziel, Menschen wieder funktionsfähig zu machen, wird besonders im Gesundheitssystem und in der Rehabilitation vorangetrieben (Gibson, 2016). Das führe dazu, dass Menschen repariert werden sollen, und Abweichungen davon, wie bei Behinderungen, als Fehler angesehen werden. Folglich ist es wert zu hinterfragen, ob ein Reparieren und somit rein fähigkeitsverbessernde Interventionen der richtige Weg für Menschen mit längerfristigen psychischen Erkrankungen sind.

Dass es hinsichtlich der Zielsetzungen in der Rehabilitation anscheinend blinde Flecken gibt, bemerken auch Lenz und Schosser, wenn sie aufzeigen, dass „[d]ie in Österreich (und auch in Deutschland) sozialrechtlich fixierte Trennung zwischen Therapie (Finanzierung vorwiegend durch die Krankenkassen) und Rehabilitation (Finanzierung vorwiegend durch die Pensionsversicherungsanstalt) [eher hinderlich ist] für eine mehrdimensionale Sichtweise, die die psychopathologische Remission und soziale Inklusion zum Ziel aller therapeutischen Bemühungen macht [...]" (Lenz & Schosser, 2015, S. 166). Daraus erklärt sich, dass durch die überwiegende Finanzierung der Rehabilitation durch die Pensionsversicherungsanstalten bzw. Rentenversicherungsträger Arbeitsfähigkeit zum zentralen Ziel in der Rehabilitation wird, damit weniger Menschen Pensions- bzw. Rentenleistungen beziehen. Die Zielsetzung, dass Menschen wieder arbeitsfähig werden sollen, unterliegt einer dogmatischen Denkweise, die sich einerseits aus der Bedeutung von beruflicher Tätigkeit für die individuelle Wertigkeit und andererseits aus der nachvollziehbaren Konsequenz ergibt, dass Menschen, die am ersten Arbeitsmarkt beschäftigt werden können, den Sozialstaat weniger kosten (Egger-Subotitsch et al., 2015). Aus unserer Sicht ist das sozialpolitisch nachvollziehbar, allerdings ist dadurch die Gefahr groß, dass erreichte Alltagsziele sofort auf die potenzielle Arbeitsfähigkeit aufgerechnet werden, und es wenig Raum für das Ziel „sich im sozialen Alltag zu stabilisieren und einzufinden" gibt, ohne gleich als arbeitsfähig zu gelten. So kann es passieren, wie in der Schweiz geschehen, dass ein erreichtes Alltagsziel, wie zweimal am Tag mit dem Hund rauszugehen, zur eigenen Arbeitsfähigkeit summiert wird. Das bedeutet, dass in solch einem Fall von Kostenträgerseite rasch die Frage kommen kann, ob die Person, die in ambulanter Betreuung ist, nicht doch schon wieder arbeitsfähig sei, weil sie ja mit dem Hund jetzt auch rausgehen könne. Um jedoch an der Genesung und der Partizipation arbeiten zu können, meinen wir, dass diese wieder losgelöst werden müssen von dem Ideal, arbeitsfähig zu sein. Durch die Aktivitäten mit dem Hund wird das Wohlbefinden der Person gesteigert und sie wird körperlich und psychisch positiv gefördert. Dadurch werden auf längere Sicht die externen Betreuungskosten reduziert; auch wenn nicht die Arbeitsfähigkeit per se erhöht wird.[2] Gleichzeitig wird Arbeit als stark sinnstiftend in westlichen Gesellschaften begriffen (Richter, 2018). Woraus sich die Frage ergibt, welche Möglichkeit, einen sinnvollen Beitrag für die Gesellschaft zu leisten, bieten wir jenen, die nicht in der Lage sind, einer bezahlten Arbeit nachzugehen?

Eine weitere Herausforderung im rehabilitativen Prozess ist die Versorgungsdiskontinuität von Menschen mit psychischen Erkrankungen in Österreich (Katschnig & Schmidle-Loss, 2018; OECD, 2015) und Deutschland (Stengler et al., 2015). Ein Merkmal der Diskontinuität ist, dass es aufgrund einer fehlenden längerfristigen Begleitung nach einer akutpsychiatrischen Versorgung zum „Drehtür-Effekt" kommt, also zu erhöhten Wiederaufnahmen (Katschnig & Schmidle-Loss, 2018). Gleichzeitig warten Menschen, für die Rehabilitation infrage kommt, drei bis sechs Monate auf einen Rehabilitationsplatz in Österreich (Riffer, 2018). Weiterhin findet psychiatrische Rehabilitation oftmals fernab des eigenen Alltags statt, und somit ist das Integrieren des Gelernten schwierig umzusetzen (Lenz & Schosser, 2015). Dies ist ein bedeutsames Argument für eine zeitgemäße alltagsorientierte Ergotherapie. Die Versorgungsdiskontinuität zeigt sich jedoch nicht nur während der Rehabilitation, sondern bereits vor einer individuellen Erkrankung, da der derzeitige Schwerpunkt der Gesundheitsversorgung im kurativen Bereich liegt, jedoch verhältnismäßig wenig in die Prävention und Frühintervention investiert wird (Czypionka et al., 2016). Um diesem Problem der Versorgungsdiskontinuität etwas entgegenzusetzen, wurde in Wien ein neuer Versorgungsplan bis 2030 erstellt, der zumindest die Fragmentierung von stationär und ambulant aufheben soll (Magistrat der Stadt Wien, 2018).

Fassen wir zusammen: Es gibt viele Menschen, die chronisch psychisch krank sind oder eine psychische Behinderung haben. Damit geht oftmals die Gefahr von sozialer Isolation und geringer Partizipation einher. Innerhalb der Rehabilitation geht es jedoch selten um soziale Partizipation auf einem niedrigen Level, sondern um ein „Reparieren" von Funktionen, Selbstständigkeit und Arbeitsfähigkeit. Das ist wichtig, da man in der heutigen kompetitiven Arbeitswelt schon recht fit sein muss, um am ersten Arbeitsmarkt unterzukommen und dort zu bestehen. Das erreichen jedoch Menschen mit psychischen Erkrankungen wesentlich seltener als Menschen ohne diese Beeinträchtigungen. Darüber hinaus wird der Rehabilitationseffekt durch eine Versorgungsdiskontinuität verringert.

---

2 Aus einem persönlichen Gespräch mit der in der Schweiz tätigen Psychiaterin und Ergotherapeutin Maria Jehle-Danzinger.

Denken Sie jetzt an Ihre Klient*innen. Wie viele von ihnen schaffen es, innerhalb eines Jahres wieder „funktionsfähig“ oder „normal“ zu werden oder so selbstständig zu werden, wie die Gesellschaft sich das wünscht? Wie viele schaffen es, wieder am ersten Arbeitsmarkt unterzukommen? Wer schafft das nicht? Was für eine Perspektive wird jenen ermöglicht, die es nicht schaffen? Welche Ziele werden verfolgt, bei denen es nicht in irgendeiner Art und Weise um mehr Selbstständigkeit geht? Welche Betätigungen führen Ihre Klient*innen aus, die sowohl für sie selbst als auch für die Gesellschaft sinnstiftend sind?

6.2 Neue Wege gehen

Das ZEPS-Konzept kann diese komplexen, strukturellen und gesellschaftlichen Herausforderungen nicht lösen, aber es kann einen Beitrag leisten, um einen weiteren Schritt in eine Richtung innerhalb der Rehabilitation zu gehen, die weniger auf die individuelle Leistungsfähigkeit und das damit verbundene potenzielle Versagen abzielt. Dazu braucht es als ersten Schritt eine veränderte Denkweise über Therapie und Wirkungsweisen von Ergotherapie – genau hier setzt das ZEPS an.

Zentral im ZEPS ist nicht die eigene Leistungsfähigkeit zu stärken oder selbstständiger zu werden, sondern – wie in den vorhergehenden Kapiteln ausgeführt – ein Erleben von Zugehörigkeit und sozialer Verbundenheit sowie ein Schaffen von Perspektiven. Mit der Maslow'schen Bedürfnispyramide (Acton & Malathum, 2000; Maslow, 1999) und der Bedeutung von Zugehörigkeit (belonging) für das Betätigungsverhalten (Hammell, 2014; Wilcock, 1998) im Blick, ist dieses Erleben von Verbundenheit essentiell, um überhaupt Ziele der Selbstverwirklichung und der Autonomie in Angriff zu nehmen. Durch die Teilnahme an ZEPS-Gruppen wird diese Verbundenheit oder Zugehörigkeit in einem ersten Schritt zu anderen Klient*innen, dem/der Therapeut*in und der Einrichtung an sich erlebt und gefördert. Eine Erfahrung, die Rückhalt geben kann, um sich auch außerhalb der Einrichtungswelt wieder neuen Zielen und sozialen Beziehungen zu widmen. Wichtig dabei ist, dass das Krankenhaus oder die Einrichtung nicht als Übergangsort verstanden wird, sondern als realer Ort, an dem auch partizipiert werden kann. Eine ergebnisoffene Haltung und eine vorangegangene Teilnahme an der ZEPS-Gruppe könnten es schaffen, den Klient*innen bei einer neuerlichen Aufnahme bessere Startbedingungen für den rehabilitativen Prozess zu ermöglichen. Dies begründet sich darauf, dass es bereits ein Erleben gab und wieder geben wird, und dass eine klinische Einrichtung ein Ort ist, an dem man einmal nur „sein“ darf. In

Einrichtungen, in denen über einen längeren Zeitraum zusammengearbeitet wird, kann das Gefühl von Zugehörigkeit den nötigen Rückhalt geben, um sich neuen Herausforderungen zu stellen. Das benötigt jedoch eine positive Beziehung zwischen dem/der Klient*in, dem multiprofessionellen Team und dem Ort. Eine positive Beziehung ist, laut Stengler et al. (2015) in Verweis auf Kress[3], ein wesentlicher Aspekt für den Rehabilitationsverlauf und soll auch über die einzelnen Rehabilitationsphasen hinweg gehalten werden. Das Halten von positiven Beziehungen über die einzelnen Rehabilitationsphasen hinweg ist allerdings ein Wunsch, der zurzeit aufgrund der Rehabilitationsstruktur so noch nicht verwirklichbar ist.

Der Fokus auf Zugehörigkeit verändert die therapeutische Haltung – weg von einem funktionellen Reparieren der Klient*innen, hin zu einem Verständnis, dass das Veränderungsbedürfnis von dem/der Klient*in selbst kommen müsse, um wirklich erfolgreich Veränderungen herbeizuführen. Das multiprofessionelle Team liefert den Rahmen und auch Anregungen, aber der/die Klient*in selbst muss sich dafür entscheiden. Das bedeutet, dass die Therapeut*innen nicht den Klient*innen erklären, wie es geht, sondern ihre Aufgabe besteht mehr im Koordinieren, Halten und Ermöglichen, und Input erfolgt vielfach durch die erlebte Aktivität selbst und durch andere Klient*innen. Das klingt einleuchtend, ist aber aus unserer Sicht vielfach mit einem Paradigmenwechsel in der Rehabilitation gleichzusetzen.[4] Die Grundhaltungen des ZEPS – Druckfreiheit, Selbstbestimmung und Natürlichkeit – werden in dieser Denkweise nicht nur zu Methoden innerhalb der Interventionsgruppe, sondern wie der Name schon sagt zur grundsätzlichen Haltung den Klient*innen gegenüber. Das multiprofessionelle Team begegnet den Klient*innen auf Augenhöhe und sie vereinbaren gemeinsam, wie es weitergehen kann (Taylor, 2008). Was auch bedeuten kann, dass sich momentan bei dem/der Klient*in kaum etwas weiterentwickelt, was für andere sichtbar ist, weil er/sie dafür (noch) nicht bereit ist.

Dieser klient*innenzentrierte Ansatz ist seit Carl Rogers personenzentriertem Ansatz zwar nicht neu, aber in der praktischen Umsetzung in der psychiatrischen Versorgung noch nicht umfassend angekommen. Nicht nur die Symptomminimierung oder eine allgemeine Fähigkeitsverbesserung dürfen das Ziel sein, sondern das Finden von Möglichkeiten, wie man das eigene Leben gestalten kann und will. Das findet insbesondere in Deutschland zwar schon

3 Laut Stengler et al.: Kress, S. et al. (2014) Grundprinzipien guter rehabilitativer Praxis am Beispiel der RPKs in Deutschland. In Vorbereitung (zitierte Auszüge nach mündlicher Auskunft bei der Autorin)

4 Siehe dazu auch Gibson (2016) und Richter (2018).

statt, allerdings ist auch hier der zentrale Fokus der Zielerreichung noch die individuelle Verbesserung der eigenen Fähigkeiten (BAR, 2020). Eine offene Denkweise, wie man das Leben gestalten kann, ist nötig, um wirklich den Klient*innen die Möglichkeit zu geben, einen Veränderungswunsch zu identifizieren. Ein Veränderungswunsch, der im Idealfall vom multiprofessionellen Team mit dem Ziel aufgegriffen wird, den/die Klient*in dabei zu unterstützen, diesen zu festigen und erste Schritte der Veränderung zu identifizieren. Allerdings ohne die Klient*innen dazu zu verpflichten, ihn gleich umsetzen zu müssen. Das findet in der Praxis zum Teil schon statt. Durch diese Veränderungswünsche können auch die aktuell bestehenden Verbindungsbrüche in der Rehabilitation zumindest ein Stück weit verringert werden. Ein bestehender Veränderungswunsch wird dabei zum Rehabilitationsziel, das wiederum ein Ziel ist, an dem auch in den nachfolgenden Rehabilitationsphasen mit dem/der Klient*in gearbeitet wird.

Der Wunsch etwas zu verändern ist neben sozialen wie materiellen Ressourcen aus unserer Sicht der entscheidende Punkt, um Veränderungen nachhaltig umzusetzen. Nachhaltig bedeutet hier, dass es für den/die Klient*in und dessen/deren soziale Umgebung zu einer spürbaren Veränderung im Alltag kommt, die auch anhält. Wenn dieser Wunsch nicht in dem/der Klient*in gereift ist oder bei ihm/ihr nicht die Hoffnung besteht, dass dieser Wunsch verwirklichbar ist, ist die Wahrscheinlichkeit groß, dass die Veränderung nicht von langer Dauer ist oder gar nicht umgesetzt wird. Wenn Mitglieder des multiprofessionellen Teams diese wichtige Phase übergehen oder den Wunsch zu stark vorgeben, ist ein Scheitern der Rehabilitation sehr wahrscheinlich (Dörner et al., 2017). Deshalb kann es auch notwendig sein, dass das multiprofessionelle Team auch Veränderungswünsche aufgreift, die den Team-Mitgliedern unrealistisch erscheinen. Wünsche, die jedoch nützlich sind, um die Motivation für Veränderung des/der Klient*in zu fördern. Wichtig dabei ist, die Klient*innen nicht positiv in dem unrealistischen Wunsch zu bestärken, sondern ihnen Zeit zu lassen, selbst zu erkennen, dass dieser Wunsch (zurzeit) nicht verwirklichbar ist (Fisher, 2009). Das Heranwachsen eines Veränderungswunsches ist eine Phase, die Zeit braucht. Vergessen wir nicht, dass Veränderung oftmals schmerzhaft sein kann.

Auch wenn der Wunsch aus Sicht des multiprofessionellen Teams nicht verwirklichbar ist, können dadurch erste Schritte für etwas Neues gesetzt werden und neue, potenziell erreichbare Ziele destilliert werden. Wenn zum Beispiel Herr Yilmaz meint, er möchte Atomphysiker werden, ist es nicht zielführend festzustellen, dass das viel zu schwer ist. Hilfreich ist eher, ihm zu sagen, dass das ganz schön herausfordernd sei und dass man wahrscheinlich nicht von heute auf morgen Atomphysiker werde. Ein wichtiger Schritt dazu sei wahrscheinlich ein abgeschlossenes Physikstudium, und ob er eine Idee habe, was es brauche, um Physik zu studieren. So kann man gemeinsam das für Herrn Yilmaz utopisch anmutende Ziel *Atomphysiker* auf Unterziele wie *Pflichtschulabschluss bestehen, eine Prüfung machen, sich für die Abendschule anmelden, Aufgaben lösen* und *eine ruhige Lernumgebung schaffen* herunterbrechen. Deutlich wird dadurch, dass das Physikstudium nicht ausgeschlossen wird, sondern die nächsten Schritte gesucht werden, die zur Erreichung dieses sehr weit entfernten Ziels notwendig wären. Wenn der Klient das will, kann dann mit den nächsten Schritten *einen ruhigen Ort zum Lernen schaffen, Aufgaben lösen,* und *sich auf die Abendschule vorbereiten gestartet werden.* Das sind Ziele, die für Herrn Yilmaz ebenfalls herausfordernd sind, aber sie zu erreichen, ist über kurz oder lang nicht vollkommen unrealistisch. Die Vorstellung, dann vielleicht doch einmal im Leben Atomphysiker zu werden, muss Herrn Yilmaz dadurch dennoch nicht genommen werden. Das Leben zu verändern, erfordert ein enormes Umdenken und Loslassen von vorhandenen Strukturen und Gewohnheiten (Egger-Subotitsch et al., 2015). In dieser Phase der Veränderung benötigen Klient*innen Impulse und Möglichkeiten, sich der eigenen Lebensrealität zu stellen. Der Ansatz 2 (Perspektiven schaffen) des ZEPS setzt Impulse in diese Richtung.

Das ZEPS ist jedoch nicht nur für die Arbeit mit schwerbetroffen Menschen zielführend, sondern ist auch als Tool für Prävention und psychische Gesundheitsförderung gedacht. Beide Ansätze des ZEPS eignen sich in der Arbeit mit zum Beispiel Jugendlichen oder älteren Menschen. Ob im Jugend- oder im Nachbarschaftszentrum, ZEPS-Gruppen ermöglichen auf sehr niederschwelligem Niveau viele Menschen zu erreichen, ohne dass sie dabei zwingend auf einem hohen Level partizipieren müssen. Dadurch könnte präventiv frühzeitig etwas gegen die Gefahr von sozialer Isolation und Einsamkeit getan werden, bevor es zu einem krankhaften Verlauf kommt. Dabei denken wir nicht nur an den positiven Effekt von ZEPS-Gruppen, sondern sehen die Grundhaltung des ZEPS als wesentlichen Zugang für den Erhalt und die Förderung der psychischen Gesundheit der Gesellschaft an sich an.

6.3 Sinnstiftende Betätigungen ermöglichen

Ungeklärt bleibt, was nach der Entwicklung von Veränderungswünschen und dem Erleben von Zugehörigkeit innerhalb des professionellen Settings geschehen kann. Eine Herausforderung der psychiatrischen Rehabilitation besteht darin – wie oben dargelegt –, dass mit dem Fokus auf Selbstständigkeit,

Arbeit und dem Dogma der Wiedereingliederung in den ersten Arbeitsmarkt nicht alle Klient*innen erreicht werden. Wenn es jedoch nicht um Lohnarbeit geht, was bleibt dann noch an sinnstiftenden Tätigkeiten? Was bieten westliche Gesellschaften ihren Bürger*innen an, um sich sinnstiftend zu beteiligen? Sich als Teil eines sozialen Gefüges zu fühlen oder etwas für die Gemeinschaft tun zu können, ist wesentlich für Wohlbefinden. Das Gemeinsame ist allerdings in den heutigen Zeiten der Hyperindividualisierung weniger bedeutsam (Taylor, 2012), auch wenn durch die Covid-Krise eine neue Diskussion über den gesellschaftlichen Zusammenhalt entbrannt ist. Doch der Mensch ist ein altruistisches Wesen (Westphalen, 2019), das von sozialer Interaktion und ganz in der Denkweise von Viktor Frankl an dem Geben für andere wächst und Sinn erfährt (Lukas, 2011). Oder wie es eine befreundete Sozialarbeiterin pointiert ausdrückt: „Jeder braucht was, um das er sich kümmern kann."

Wir argumentieren, dass es in der langfristigen Perspektive von psychosozialer Gesundheitsversorgung um eine Entwicklung vom *Ich* zum *Wir* gehen sollte. Das Ziel sollte dabei darin bestehen, dass sich die Person als Teil der Gesellschaft wahrnimmt und auch Verantwortung übernimmt. Es geht um ein Gefühl, etwas Sinnstiftendes zu machen und gebraucht zu werden. Das kann aus unserer Sicht Freiwilligenarbeit leisten.[5] Freiwilligenarbeit wird oft synonym mit ehrenamtlicher Tätigkeit genannt. Vielleicht fragen Sie sich jetzt, wie denn das möglich sein soll, dass psychisch erkrankte Menschen oder Menschen, die von sozialer Isolation bedroht sind, denn etwas für andere tun können, wenn sie es nicht für sich selbst tun können. Oder vielleicht fragen Sie sich auch, ob das nicht viel zu gefährlich ist, wenn zum Beispiel ein psychisch kranker Mensch für einen gebrechlichen Menschen einkaufen geht oder ihn/sie einmal pro Woche besucht. Aber warum sollte dieser Mensch denn das nicht dürfen? Eine etwas provokante Überlegung diesbezüglich ist, ob Menschen, die noch selbst Autofahren dürfen – wie viele Menschen mit psychiatrischen Diagnosen – und dadurch potenziell andere gefährden könnten, denn nicht auch einen sinnvollen Beitrag für andere leisten dürfen.

Klar ist, dass Menschen mit psychischen Erkrankungen oder Menschen, die von sozialer Isolation bedroht sind, Unterstützung brauchen, um Freiwilligenarbeit leisten zu können. Es braucht Kontakt, Vertrauen und soziale Verbundenheit. Es braucht ebenso eine Organisation, Anleitung und Supervision für die Tätigen. Zielführend sind auch Tätigkeiten, die nicht von einer Person allein ausgeführt werden, sondern in einer kleinen Gruppe. Ein Beispiel sind

---

5 Diese Überlegungen entstammen einer Diskussion mit der Psychiaterin und Ergotherapeutin Maria Jehle-Danzinger.

Gartenprojekte[6], bei denen eine Gruppe von Menschen mit psychischen Erkrankungen in Selbstverantwortung mit minimaler Unterstützung über einen längeren Zeitraum ein Stück Boden im städtischen Raum in einen offiziellen Garten verwandelt (Hari, 2019). Es braucht auch jemanden, der gemeinsam mit der Person abklärt, welche Tätigkeit denn geeignet wäre, welche Aktivitäten und Fähigkeiten dafür nötig wären und bei welchen dieser Aktivitäten die Person Unterstützung braucht. Nicht jeder/jede ist für jede Aufgabe der/die Richtige. Diese Einschätzung und Abklärung ist ein klassisch ergotherapeutisches Aufgabenfeld. Darüber hinaus braucht es auch Organisationen, die bereit sind, mit dieser besonderen Gruppe von Freiwilligen zusammenzuarbeiten.

Das ZEPS selbst liefert das nicht. Das ist Zukunftsmusik. Es ist vielmehr eine Projektidee, die den Forschungsergebnissen nach jedoch förderlich für die Genesung psychisch kranker Menschen sein kann. Studien zeigen, dass Freiwilligenarbeit Angst- und Depressionssymptome verringert (Musick & Wilson, 2003) und sich positiv auf Lebenszufriedenheit und Wohlbefinden auswirkt, auch wenn noch nicht ganz geklärt ist, wie konsistent diese Auswirkung von Freiwilligenarbeit ist und welche Aspekte dabei besonders wichtig sind (Jenkinson et al., 2013).

Aus individualpsychologischer Sicht bietet Freiwilligenarbeit Sinnstiftung, Tagesstrukturierung, Kompetenzerweiterung und Persönlichkeitsentwicklung sowie soziale Einordnung und ähnelt in vielerlei Hinsicht Erwerbsarbeit (Jäger & Kawohl, 2018). Freiwilligenarbeit von Menschen mit psychischen Erkrankungen hat im Gegensatz zu klassisch arbeitsrehabilitativen Maßnahmen den Vorteil, dass die Tätigkeiten nicht so oft und regelmäßig ausgeführt werden müssen. Die alltäglichen Anforderungen sind somit für die Person niedriger, als fünfmal pro Woche einen fixen Tagesplan einhalten zu müssen. Das darf und soll auch keine Vollzeitbeschäftigung sein, sondern es ist denkbar, dass die Person nur einmal in der Woche oder auch nur einmal im Monat eine Tätigkeit durchführt, die anderen nützt. Dadurch kann die Person Selbstwert und Zuversicht entwickeln und gleichzeitig das Gefühl bekommen, doch noch etwas für die Gesellschaft Sinnstiftendes machen zu können. Das erzeugt den Kitt, der die Gesellschaft zusammen hält: Bürger*innen, die sich nicht als wertlos für die Gesellschaft, sondern als aktiver Teil der Gesellschaft verstehen.

6 Siehe dazu Bromley by Bow Centre in London, https://www.bbbc.org.uk/

6.4 Fassen wir zusammen

Zentrale Zielsetzungen psychiatrischer Rehabilitation sind das (Wieder-)Erlangen der Arbeitsfähigkeit und der Selbstständigkeit im Alltag. Arbeitsfähigkeit wiederzuerlangen, ist jedoch nicht für alle Betroffenen ein erreichbares Ziel, da viele die damit verbundenen hohen Anforderungen für einen Platz am ersten Arbeitsmarkt nicht bewältigen. Selbstständigkeit wiederzuerlangen wiederum kann zwar für das Individuum bedeutungsvoll sein, ist jedoch meistens keine ausreichende Antwort in Bezug auf Einsamkeit und soziale Isolation. Aus unserer Sicht sollte bei vielen Klient*innen nicht nur Arbeitsfähigkeit und Selbstständigkeit sowie die damit häufig verbundene Fähigkeitsverbesserung im Zentrum der therapeutischen Aufmerksamkeit stehen. Stattdessen sollten wir diesen Menschen Aktivitäten ermöglichen, um sich der Gesellschaft (wieder) zugehörig zu fühlen. Das sind Aktivitäten, die für die Person und meistens auch für die Gesellschaft als sinnstiftend erkannt werden. Ehrenamtlich tätig zu sein kann solch eine Sinnstiftung bieten. Viele Klient*innen benötigen jedoch für eine ehrenamtliche Betätigung einerseits Unterstützung in der Planung und Durchführung der Aktivitäten und andererseits Organisationen, die ehrenamtliche Tätigkeiten für diese Gruppe überhaupt fördern.

Das ZEPS-Interventionskonzept verfolgt nicht das Ziel, sinnstiftende Aktivitäten unmittelbar zu generieren, sondern ermöglicht als Vorstufe dazu, einen Veränderungswunsch im Leben zu erkennen. Dieser Veränderungswunsch kann zum Inhalt haben, regelmäßig etwas für sich Sinnstiftendes wie zum Beispiel eine (ehrenamtliche) Arbeit, soziale Beziehungen oder eine Freizeitbeschäftigung zu finden und in den Alltag zu integrieren. Ein selbst erlebter Veränderungswunsch ist aus unserer Sicht notwendig, um eine tatsächliche Veränderung auch nachhaltig im Alltag umzusetzen. Das ZEPS hat ebenfalls zum Ziel, erste Schritte zu machen, um *sich als zugehörig zu anderen Menschen zu erleben*. Auch das ist eine Vorstufe, um sich im Endeffekt als bedeutungsvoller Teil der Gesellschaft zu verstehen. Zugehörigkeit wie auch der Wunsch nach Veränderung im Alltag sind Themen, die im Gegensatz zu Selbstständigkeit und Arbeitsfähigkeit in der Ergotherapie bis dato zu kurz kommen. Das ZEPS liefert eine Grundlage, um ergotherapeutisch am Erleben von Zugehörigkeit und dem Schaffen von Perspektiven und respektive am Entstehen von Veränderungswünschen zu arbeiten.

Danksagung

Wir möchten uns bei allen Menschen bedanken, die uns in der Erstellung des ZEPS-Konzepts und dieses Buches unterstützt haben. Insbesondere danken wir Barbara Scherabon-Csizy, Anna Pointner, Carina Schatz, Sophie Ulbrich-Ford, Ulrike Fellinger, Martina Kristler, Stefanie Huber, Andreas Kern, Christian Murzek, Gunde Dunkl, Johannes Wöß-Lohberger, Marie-Sophie Band und Melanie Kohl.

Ein großer Dank geht auch an unsere Reviewer*innen, die uns hilfreiches Feedback zur Rohfassung gegeben haben: Martha Buder, Sabrina Geitzenauer, Dr. med. Maria Jehle-Danzinger und Dr. med. Matthias Schoof.

Unser Ziel ist es, Personen, die mit ihren Anregungen und Kenntnissen zum Entstehen des ZEPS-Konzepts beigetragen haben, jeweils an den Stellen zu nennen, an denen ihr Wissen direkt auf das Konzept eingewirkt hat. Sollte es uns – insbesondere bei indirekten Beeinflussungen wie z. B. einem Gespräch, einer Fortbildung oder einer Lektüre zu einem anderen Thema – nicht gelungen sein, uns an alle Inputgeber*innen über all die Jahre zu erinnern, bitten wir das zu entschuldigen und freuen uns, wenn wir darauf aufmerksam gemacht werden.

Bibliografie

Acton, G. J., & Malathum, P. (2000). Basic Need Status and Health-Promoting Self-Care Behavior in Adults. Western Journal of Nursing Research, 22(7), 796–811.

Adams, K. B., Leibbrandt, S., & Moon, H. (2011). A critical review of the literature on social and leisure activity and wellbeing in later life. Ageing Society, 31, 683–712.

Albisser, A., Iazzetta, P., & Saxer, N. (2011). Alltagsnah in der Akutpsychiatrie: Zwei ergotherapeutische Gruppenkonzepte. Sozialpsychiatrische Informationen, 1, 20–23.

Amering, M., & Schmolke, M. (2012). Recovery: das Ende der Unheilbarkeit. Psychiatrie Verlag.

Baer, U., & Schotte-Lange, G. (2017). Das Herz wird nicht dement. Rat für Pflegende und Angehörige. Beltz.

BAR (2020). Rehabilitation und Teilhabe psychisch erkrankter und beeinträchtigter Menschen. Arbeitshilfe. Bundesarbeitsgemeinschaft für Rehabilitation e.V. (BAR).

Blaser Csontos, M., & Csontos, I. (2014). Ergotherapie in der Psychiatrie: Handlungsfähigkeit und Psychodynamik in der Erwachsenen-, Kinder- und Jugendpsychiatrie. Huber.

BMSGPK (2020). Berufliche Rehabilitation. Bundesministerium für Soziales, Gesundheit, Pflege und Konsumentenschutz. Retrieved 31.07.2020 from https://www.gesundheit.gv.at/gesundheitsleistungen/kur-reha/berufliche-rehabilitation

Bünder, P., Helfer, A., & Sirringhaus-Bünder, A. (2013). Lehrbuch der Marte-Meo-Methode: Entwicklungsförderung mit Videounterstützung. Vandenhoeck & Ruprecht.

Cacioppo, J. T., & Cacioppo, S. (2018). The growing problem of loneliness. The Lancet, 391(10119), 426.

Czypionka, T., Lappöhn, S., Pohl, A., & Röhrling, G. (2016). Invaliditätspension aufgrund psychischer Erkrankungen: Endbericht. Institut für Höhere Studien (IHS).

D'Amico, M. L., Jaffe, L. E., & Gardner, J. A. (2018). Evidence for Interventions to Improve and Maintain Occupational Performance and Participation for People With Serious Mental Illness: A Systematic Review. American Journal of Occupational Therapy, 72(5), 1–25.

DACHS-Projekt (2007). Ergotherapie – Was bietet sie heute und in Zukunft? Claudiana Landesfachhochschule für Gesundheitsberufe in Bozen – Südtirol. Retrieved 5.5.2021 from https://www.claudiana.bz.it/downloads/DACHS_deutsch.pdf

de las Heras, C. G., Llerena, V., & Kielhofner, G. (2003). A user's manual for remotivation process: progressive intervention for individuals with severe volitional challenges (Version 1.0). Dept. of Occupational Therapy, University of Illinois at Chicago.

de las Heras, C. G., Llerena, V., & Kielhofner, G. (2019). The Remotivation Process Version 2.0: progressive intervention for people who experience severe volitional challenges: a user`s manual. University of Illinois at Chicago.

Dörner, K., Plog, U., Bock, T., Brieger, P., Heinz, A., & Wendt, F. (2017). Irren ist menschlich. Lehrbuch der Psychiatrie und Psychotherapie. Psychiatrie Verlag.

DRV (2019). Reha-Bericht 2019. Deutsche Rentenversicherung Bund.

Egger-Subotitsch, A., Liebeswar, C., Wunderl, A., Sinnl, W., Draxl, I., Gruber, M., & Wawrinec, A. (2015). System und Methoden der Beruflichen Rehabilitation in Österreich. Communicatio – Kommunikations- und Publikations GmbH.

Ehrenberger, V., Kremser, S., Themeßl, B., & Wittmann, B. (2014). Konzeptionierung und Durchführung der Alltagsaktivätsgruppe in der akutpsychiatrischen Ergotherapie. Fachhochschule Wiener Neustadt. unveröffentlicht.

Eisenberg, L. (1979). A friend, not an apple, a day will help keep the doctor away. The American Journal of Medicine, 66(4), 551–553.

Eisenberger, N. I., Taylor, S. E., Gable, S. L., Hilmert, C. J., & Lieberman, M. D. (2007). Neural pathways link social support to attenuated neuroendocrine stress responses. Neuroimage, 35(4), 1601–1612.

Fisher, A. G. (2009). Occupational therapy intervention process model: a model for planning and implementing top-down, client-centered, and occupation-based interventions. Three Star Press.

Gappmayer, G. (2018). Subjektformierung in vollbetreuten Einrichtungen für Menschen mit Lernschwierigkeiten: eine praxistheoretische Studie zur Herstellung von Differenz. Dissertation. Universität Wien.

Gappmayer, G. (2019). Exploring neoliberalism in care for people with intellectual disabilities: A practice theory approach. Journal of Occupational Science, 26(2), 258–274.

Gibson, B. E. (2016). Rehabilitation: a post-critical approach. Taylor & Francis Ltd.

Gibson, R. W., D'Amico, M., Jaffe, L., & Arbesman, M. (2011). Occupational Therapy Interventions for Recovery in the Areas of Community Integration and Normative Life Roles for Adults With Serious Mental Illness: A Systematic Review. American Journal of Occupational Therapy, 65(3), 247–256.

Grippo, A. J., Cacioppo, S., Goossens, L., Cacioppo, J. T., & London, S. (2015). Loneliness: Clinical Import and Interventions. Perspectives on Psychological Science, 10(2), 238–249.

Gühne, U., Weinmann, S., Arnold, K., Becker, T., & Riedel-Heller, S. (2012). Das Training sozialer Fertigkeiten bei schweren psychischen Erkrankungen – ist es wirksam? Psychiatrische Praxis, 39(08), 371–380.

Hammell, K. W. (2014). Belonging, occupation, and human well-being: an exploration. Canadian journal of occupational therapy. Revue canadienne d'ergothérapie, 81(1), 39–50.

Hammell, K. W. (2020). Engagement in living: critical perspectives on occupation, rights, and wellbeing. Canadian Association of Occupational Therapists.

Hammell, K. W., & Iwama, M. K. (2012). Well-being and occupational rights: An imperative for critical occupational therapy. Scandinavian Journal of Occupational Therapy, 19(5), 385–394.

Hari, J. (2019). Der Welt nicht mehr verbunden: die wahren Ursachen von Depressionen – und unerwartete Lösungen. Harper Collins.

Henriksen, J., Larsen, E. R., Mattisson, C., & Andersson, N. W. (2019). Loneliness, health and mortality. Epidemiology and Psychiatric Sciences, 28(2), 234–239.

Hoffmann, H., & Richter, D. (2020). Supported employment in Switzerland – Are we on track? Psychiatric rehabilitation journal, 43(1), 72–75.

Holt-Lunstad, J., Baker, M., Harris, T., Stephenson, D., & Smith, T. B. (2015). Loneliness and Social Isolation as Risk Factors for Mortality: A Meta-Analytic Review. Perspectives on Psychological Science, 10(2), 227–237.

Jäckel, D., & Hoffmann, H. (2018). Inklusion in den allgemeinen Arbeitsmarkt als Ziel der Rehabilitation. In W. Kawohl & W. Rössler (Hrsg.), Arbeit und Psyche: Grundlagen, Therapie, Rehabilitation, Prävention – ein Handbuch (207–236). Kohlhammer.

Jäger, M., & Kawohl, W. (2018). Ehrenamt und Freiwilligenarbeit. In W. Kawohl & W. Rössler (Hrsg.), Arbeit und Psyche: Grundlagen, Therapie, Rehabilitation, Prävention – ein Handbuch (310–320). Kohlhammer.

Jenkinson, C., Dickens, A., Jones, K., Thompson-Coon, J., Taylor, R., Rogers, M., Bambra, C., Lang, I., & Richards, S. (2013). Is volunteering a public health intervention? A systematic review and meta-analysis of the health and survival of volunteers. BMC Public Health, 13:773.

Katschnig, H., & Schmidle-Loss, B. (2018). Der „Drehtüreffekt". Ein Interview. psychopraxis.neuropraxis, 6(21), 248–251.

Kawohl, W., & Rössler, W. (Hrsg.) (2018). Arbeit und Psyche: Grundlagen, Therapie, Rehabilitation, Prävention – ein Handbuch. Kohlhammer.

Klauber, J., Geraedts, M., Friedrich, J., & Wasem, J. (2018). Krankenhaus-Report 2018. „Bedarf und Bedarfsgerechtigkeit". Schattauer.

Klauß, T. (2003). Selbstbestimmung als Leitidee der Pädagogik für Menschen mit geistiger Behinderung. In E. Fischer (Hrsg.), Pädagogik für Menschen mit geistiger Behinderung: Sichtweisen – Theorien – aktuelle Herausforderungen (83–127). Athena.

Kuiper, J. S., Zuidersma, M., Oude Voshaar, R. C., Zuidema, S.O., van den Heuvel, E. R., Stolk, R. P., & Smidt, N. (2015). Social relationships and risk of dementia: a systematic review and meta-analysis of longitudinal cohort studies. Ageing Research Reviews, 22, 39–57.

Law, M. (2002). Participation in the occupations of everyday life. American Journal of Occupational Therapy, 56(6), 640–649.

Lenz, A., & Stark, W. (2002). Empowerment: neue Perspektiven für psychosoziale Praxis und Organisation. Dgvt, Deutsche Gesellschaft für Verhaltenstherapie.

Lenz, G., & Schosser, A. (2015). Psychiatrische Rehabilitation. Journal für Neurologie, Neurochirurgie und Psychiatrie, 16(4), 164–169.

Levasseur, M., Richard, L., Gauvin, L., & Raymond, E. (2010). Inventory and analysis of definitions of social participation found in the aging literature: proposed taxonomy of social activities. Social Science & Medicine, 71(12), 2141–2149.

Lieb, K., Frauenknecht, S., & Brunnhuber, S. (2008). Intensivkurs Psychiatrie und Psychotherapie. Elsevier, Urban & Fischer.

Lischka, A.-M. (2009). Soziale Partizipation und Kontextfaktoren bei Patienten mit psychischen Störungen Medizinische Fakultät Charité – Universitätsmedizin Berlin.

Lloyd, C., & Williams, P. L. (2010). Occupational therapy in the modern adult acute mental health setting: a review of current practice. International Journal of Therapy and Rehabilitation, 17(9), 483–493.

Lukas, E. (2011). Der Schlüssel zu einem sinnvollen Leben: die Höhenpsychologie Viktor E. Frankls. Kösel.

Magistrat der Stadt Wien (2018). Psychische Gesundheit: Wien plant die Versorgung der Zukunft https://www.wien.gv.at/presse/2018/05/17/psychische-gesundheit-wien-plant-die-versorgung-der-zukunft

Masi, C. M., Chen, H.-Y., Hawkley, L. C., & Cacioppo, J. T. (2011). A Meta-Analysis of Interventions to Reduce Loneliness. Personality and Social Psychology Review, 15(3), 219–266.

Maslow, A. H. (1999). Toward a psychology of being. Wiley.

Mitterer, I. (2020, 27.6.2020). Diagonal zum Thema Resilienz. Wien, Ö1. https://oe1.orf.at/programm/20200627/602025/Diagonal-zum-Thema-Resilienz

Musick, M. A., & Wilson, J. (2003). Volunteering and depression: the role of psychological and social resources in different age groups. Social Science & Medicine, 56(2), 259–269.

OECD (2015). Mental health and work – Austria. OECD publishing.

Pruschmann, T. (2014). Neue Wege in der psychiatrischen Akutbehandlung. Mehr Alltag wagen. ergopraxis, 7(5), 10–11.

Reiter, D., Fülöp, G., Pochobradsky, E., Röthlin, F., & Stoppacher, A. (2020). Rehabilitationsplan 2020. Gesundheit Österreich.

Richter, D. (2018). Inklusion, Exklusion und Integration: Schlüsselkonzepte für die psychiatrische (Arbeits-)Rehabilitation. In W. Kawohl & W. Rössler (Hrsg.), Arbeit und Psyche: Grundlagen, Therapie, Rehabilitation, Prävention – ein Handbuch (102–114). Kohlhammer.

Riffer, F. (2018). Stellenwert der medizinischen psychiatrischen Rehabilitation in Österreich. psychopraxis. neuropraxis: Zeitschrift für praktische Psychiatrie und Neurologie, 21(1), 38–40.

Rogers, C. R. (2005). Die klientenzentrierte Gesprächspsychotherapie. Fischer-Taschenbuch-Verl.

Saperstein, A. M., Fiszdon, J. M., & Bell, M. D. (2011). Intrinsic Motivation as a Predictor of Work Outcome After Vocational Rehabilitation in Schizophrenia. The Journal of Nervous and Mental Disease, 199(9), 672–677.

Schoenaker, T. (2011). Das Leben selbst gestalten. Mut zur Unvollkommenheit. RDI-Verlag.

Schrank, B., & Amering, M. (2007). „Recovery" in der Psychiatrie. Neuropsychiatrie, 21(1), 45–50.

Spitzer, M. (2018). Einsamkeit. Die unerkannte Krankheit: schmerzhaft, ansteckend, tödlich. Droemer.

Statistik Austria (2020). Gesundheitliche Beeinträchtigungen. Retrieved 16.07.2020 from https://www.statistik.at/web_de/statistiken/menschen_und_gesellschaft/gesundheit/gesundheitszustand/gesundheitliche_beeintraechtigungen/index.html

Statistik Austria (2021). Betten und Bettennutzung in den Krankenanstalten Österreichs 2019 nach Fachrichtungen bzw. speziellen Bereichen sowie nach Bundesländern. Statistik Austria. Retrieved 03.03.2021 from http://www.statistik.at/web_de/statistiken/menschen_und_gesellschaft/gesundheit/gesundheitsversorgung/einrichtungen_im_gesundheitswesen/index.html

Statistisches Bundesamt (2019). Sozialleistungen. Schwerbehinderte Menschen. 2017 (Vol. 13). Destatis.

Stengler, K., Kauffeldt, S., Theißing, A., Bräuning-Edelmann, M., & Becker, T. (2015). Medizinisch-berufliche Rehabilitation in Rehaeinrichtungen für psychisch Kranke in Deutschland: Analyse der Aufnahme- und Entlassungsdaten. Nervenarzt, 86(5), 603–608.

Taylor, C. (2012). Sources of the self: the making of the modern identity. Harvard University Press.

Taylor, R. (2008). The intentional relationship: occupational therapy and use of self. F. A. Davis Co.

Toledano-González, A., Labajos-Manzanares, T., & Romero-Ayuso, D. M. (2018). Occupational Therapy, Self-Efficacy, Well-Being in Older Adults Living in Residential Care Facilities: A Randomized Clinical Trial. Frontiers in Psychology, 9, 1–8.

Webber, M., & Fendt-Newlin, M. (2017). A review of social participation interventions for people with mental health problems. Social Psychiatry and Psychiatric Epidemiology, 52(4), 369–380.

Westphalen, A. v. (2019). Die Wiederentdeckung des Menschen: warum Egoismus, Gier und Konkurrenz nicht unserer Natur entsprechen. Westend Verlag.

WHO (2010). ICF – Internationale Klassifikation der Funktionsfähigkeit, Behinderung und Gesundheit. DIMDI.

Wilcock, A. A. (1998). An occupational perspective of health. SLACK, Inc.

Die Autor*innen

Dieses Buch ist ein gemeinsames Werk. Die Reihenfolge der Autor*innenschaft ist alphabethisch und hat keine weitere Aussagekraft. Die Autor*innen verstehen sich im Erarbeitungsprozess als gleichgestellt.

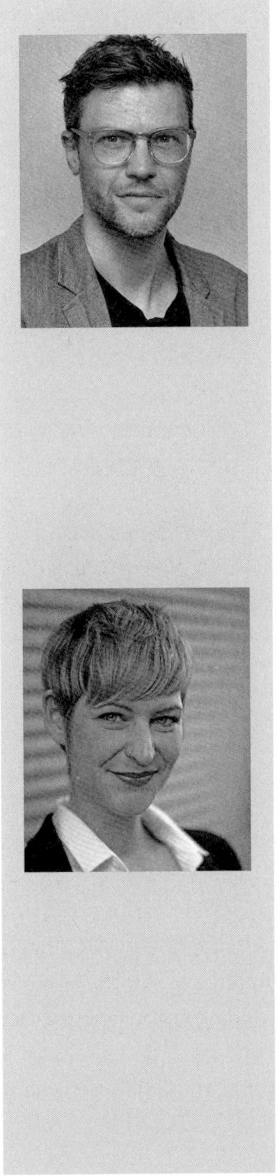

Dr. Georg Gappmayer ist Ergotherapeut und Sozialanthropologe. Er ist seit 2010 wissenschaftlicher Mitarbeiter und Lehrender im Studiengang Ergotherapie an der Fachhochschule Wiener Neustadt in Österreich. Davor war er sieben Jahre lang in der Akutpsychiatrie als Ergotherapeut in Wien tätig. Es ist ihm ein Anliegen, die Ergotherapie in der Psychiatrie voranzubringen und – über den handwerklichen Tellerrand hinaus – Interventionen zu entwickeln, die nachhaltig und nachweislich zur psychischen Gesundheit von Klient*innen beitragen. Darüber hinaus ist er seit 2019 Vorstandsmitglied von Occupational Science Europe und trägt durch seine Publikationen und Reviewer-Tätigkeit zur wissenschaftlichen Qualität der Ergotherapie bei.

Belinda Geier ist Ergotherapeutin und Sonderschullehrerin. Sie arbeitet seit 2015 im sozialpsychiatrischen Setting in einem therapeutischen Tageszentrum des psychosozialen Dienstes in Wien, in welchem sie das ZEPS-Konzept erfolgreich implementierte. Die Wichtigkeit und Bedeutung von sozialer Partizipation (nicht nur) für Menschen mit einer psychischen Erkrankung ist aus ihrer Sicht ein gesamtgesellschaftliches Thema. Ihre Begeisterung und Überzeugung für die Arbeit am und mit ZEPS und dessen Weiterentwicklung liegt in dieser Auffassung begründet. Das Interesse an einer modernen und zeitgenössischen Ergotherapie ist ihr ein weiteres zentrales Anliegen. Als Referentin hält sie Fortbildungen, Workshops und Vorträge im ergotherapeutischen Kontext. Für ihre weitere berufliche Entwicklung hat sie sich als Schwerpunkte gesetzt: Tanz- und Ausdruckstherapie unter Supervision, das psychotherapeutische Propädeutikum und ein Masterstudium in den Gender Studies.

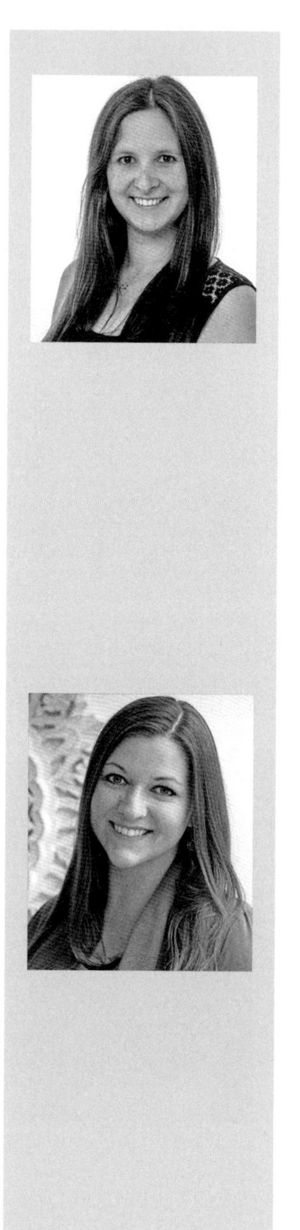

Nadine Kern ist Ergotherapeutin, Kindergarten- und Hortpädagogin. Während ihrer 2-jährigen Tätigkeit in einer Rehabilitationsklinik für Psychotherapie und Psychosomatik konnte sie das ZEPS-Konzept erstmals erfolgreich in der Praxis umsetzen. Seit 2018 ist sie in der psychiatrischen Abteilung der Klinik Favoriten (akutpsychiatrisches Setting) tätig. Bei den verschiedenen psychiatrischen Zielgruppen zeigte sich immer wieder die enorme Bedeutung der Förderung sozialer Partizipation. Die im ZEPS beschriebene therapeutische Haltung ist dabei ein wichtiger Bestandteil der täglichen Arbeit, die sie mit großer Begeisterung lebt. Ein besonderes Anliegen ist ihr die Entwicklung der Ergotherapie im psychiatrischen Setting, für die sie sich im Rahmen von Publikationen, Vorträgen, Workshops und Fortbildungen zum ZEPS-Konzept engagiert.

Kathrin Kohlruss ist Ergotherapeutin und Fotografin. Nachdem sie ein Jahr lang in den Bereichen Neurologie, Orthopädie und Psychosomatik in der Rehabilitationseinrichtung Bad Pirawarth tätig war, öffneten sich die Türen zur Kinder- und Jugendpsychiatrie. Seit 2016 arbeitet sie in einer sozialpsychiatrischen Wohngemeinschaft in Wien (Oasis Socialis KiJu Twist). Als Ergotherapeutin im realen Wohnalltag weiß sie ihr spezielles Setting sowie die intensive Beziehung zu ihren Klient*innen sehr zu schätzen. Je näher sich therapeutisches Setting und Inhalte am Alltag befinden, desto deutlicher wird, dass beinahe jedem Problem der Jugendlichen eine Einschränkung der sozialen Teilhabe bzw. inadäquates Sozialverhalten zugrunde liegt. Die Prinzipien des ZEPS-Konzepts stellen für sie eine wichtige Grundhaltung in ihrer Arbeit dar. Sie arbeitet mit Überzeugung an der Weiterentwicklung sowie Wissensvermittlung des ZEPS-Konzepts.